新编儿科疾病诊断与治疗

主编 赵 苹 刘乐翠 戚淑华 苗海燕
申夏惠 饶晓萌 侯素香

U0381135

上海科学普及出版社

图书在版编目（CIP）数据

新编儿科疾病诊断与治疗／赵苹等主编. —上海：上海科学普及出版社，2022.12
ISBN 978-7-5427-8348-6

Ⅰ.①新… Ⅱ.①赵… Ⅲ.①小儿疾病–诊疗 Ⅳ.①R72

中国版本图书馆CIP数据核字（2022）第243627号

统　　筹　张善涛
责任编辑　陈星星
整体设计　宗　宁

新编儿科疾病诊断与治疗

主编　赵　苹　刘乐翠　戚淑华　苗海燕
　　　申夏惠　饶晓萌　侯素香

上海科学普及出版社出版发行

（上海中山北路832号　邮政编码200070）
http://www.pspsh.com

各地新华书店经销　山东麦德森文化传媒有限公司印刷
开本　710×1000 1/16　印张11.75　插页2　字数211 000
2022年12月第1版　2022年12月第1次印刷

ISBN 978-7-5427-8348-6　定价：128.00元
本书如有缺页、错装或坏损等严重质量问题
请向工厂联系调换

联系电话：0531-82601513

前言
FOREWORD

　　儿童是人类的未来和国家的希望。儿童时期是人生的关键时期。儿童的身体健康不仅关系着家庭和社会的稳定,更关系着人类的健康水平和人口素质的提高。随着社会的发展,儿科疾病的预防、诊断、治疗的理论与技术也在不断更新。儿科医师担负着儿童发育成熟全过程中体格、精神、心理发育及疾病防治的重任。对于终日忙于临床诊疗工作的儿科医师来讲,能在较短时间内查阅到全面的、最新的专业诊疗知识是非常重要的。为满足儿科医师临床工作的需要,编者在参考了大量国内外最新文献之后,编写了本书。

　　本书将儿科临床医师成熟的诊疗思维、渊博的医学知识和丰富的临床经验融于一体,不仅介绍了儿科学概述,还讲解了小儿各系统的常见病和多发病,包括各疾病的病因、发病机制、临床表现、辅助检查、诊断与鉴别诊断、治疗和预防等内容。本书内容条理清楚、重点突出,既有一定深度和广度,又紧密结合临床实践,可以为临床医师提供清晰明了的诊疗指导,在理论知识与临床实践之间架设起一座桥梁,使住院医师能在短时间内掌握诊断、治疗的基本流程,有助于提高专业技能。

　　本书参编人员多数在临床一线工作,是在繁忙的工作之余完成了对本书稿的编写。因此,书中难免存在一些不足之处,恳请同道们不吝赐教,提出宝贵意见,便于今后再版修订时改进。

《新编儿科疾病诊断与治疗》编委会

2022 年 10 月

目 录 CONTENTS

第一章 儿科学概述

第一节 儿科学的范畴

随着科学的发展,尤其与儿科有关的边缘学科的发展,儿科学研究的范围逐渐扩大及深入。如果以年龄来分,有新生儿学、青少年(青春期)医学。如果从临床的角度以器官系统的疾病来分,包括小儿心脏病学、小儿神经病学、小儿肾脏病学、小儿血液病学、小儿胃肠道疾病学、小儿精神病学等。从小儿发育的角度考虑有发育儿科学,从研究社会与儿科有关的问题考虑有社会儿科学等。

残疾儿童是全社会关心的问题,先进的国家已建立了残疾儿科学,由神经病学、精神病学、心理学、护理学、骨科、特殊教育、语言训练、听力学、营养学等许多专科所组成,专门讨论残疾儿童的身心健康。相信今后一定会有新的与儿科学有关的边缘学科兴起,为儿童的健康服务。

第二节 儿童期的年龄划分

儿童处在不断生长发育的过程中,全身各系统、器官及组织逐渐增大,趋向完善;其功能亦趋向成熟;这个过程是连续的,但也表现出一定的阶段性。各阶段在解剖、生理、免疫、病理等方面各有其特点,因此,在疾病的发病率、引起疾病的原因、疾病的表现等方面均有不同;而更重要的是在身心保健方面的重点各阶段有所侧重,因此,对儿童进行年龄期的划分对小儿疾病的临床及预防保健均是有益的。

从受精卵开始到生长发育停止可分为下列六期。

一、胎儿期

从受精卵开始到婴儿出生前称为胎儿期,共 40 周(从末次月经第 1 天算起,实际上从受精开始为 38 周)。受精后 8 周内称为胚胎期(或称成胚期),这个阶段各系统的器官组织迅速分化发育,已基本形成胎儿;如果受到内外因素的作用,胚胎形成受到影响,会发生各种严重畸形,甚至流产。

从受精 8 周后到出生为胎儿期,这阶段各器官进一步增大,胎儿迅速增大、发育逐渐完全,如果到胎龄满 37 周后娩出,称为足月儿,在母亲的照顾下逐渐生长、发育。

临床上又将整个妊娠过程分为三个时期,即:①妊娠早期,此期共 12 周,胎儿已基本形成;②妊娠中期,此期共 16 周,各器官迅速生长和生理上成熟。但在妊娠 20 周前,体重均在 500 g 以下,肺未发育好,即使生下,也不能存活。妊娠 28 周时胎儿体重已达 1 000 g,肺泡结构已经比较成熟,故妊娠 28 周后娩出的早产儿在精心护理的条件下可以存活;③妊娠后期,此期共 12 周,以肌肉及脂肪组织迅速生长为主,故胎儿的体重增加迅速。

引起胎儿病理改变的主要原因,在妊娠早期主要是基因及染色体的异常(包括突变)及孕母的各种感染;妊娠中期及后期主要是胎盘、脐带的异常而导致缺氧、感染,放射及有毒化学物质的损害,免疫性血液病(溶血症)及孕母的营养障碍等。

胎儿期的保健措施应包括孕前咨询、孕母感染性疾病的预防(尤其是弓形体病,巨细胞病毒感染,风疹、疱疹病毒感染及梅毒)、孕母营养的合理指导、定期产前检查、高危妊娠的监测及早期处理、孕期合理用药及某些遗传性疾病的早期筛查等。

二、婴儿期

从出生后到满 1 周岁之前称为婴儿期。此期生长发育迅速,第 1 年内体重增加 2 倍,身长比出生时增加 50%,脑发育也迅速。婴儿主要从乳类中获得营养。

婴儿期的保健重点为提倡母乳喂养,及时添加离乳食品,预防营养缺乏性疾病(维生素 D 缺乏性佝偻病、营养性缺铁性贫血及消化道功能紊乱);有计划地接受预防接种,完成基础免疫程序;创造条件与婴儿多接触,促进正常发育。

围生期国内的定义是指胎龄满 28 周(体重≥1 000 g)至出生后 7 足天。这一阶段从妊娠后期,经历分娩的过程及生后的第 1 周。该阶段内的死亡率较高,需产科与儿科医师共同合作处理好胎儿及新生儿所发生的种种问题。

新生儿为自出生后脐带结扎到生后 28 天内的婴儿。新生儿期是婴儿出生后离开母体适应外界环境开始独立生活的阶段。生理上出现血液循环的改变并建立自主的呼吸,但是生理调节和适应能力还不够成熟。此期发病率及死亡率均高。疾病中以产伤、窒息、颅内出血、溶血、各种感染及先天畸形等为主。

根据上述特点应做好分娩前及分娩过程中的各项工作,婴儿出生后的保健重点是保证母乳喂养,保温和预防感染(如皮肤、脐带的清洁护理、消毒隔离),早期的母婴接触等。有条件的地区进行苯丙酮尿症、先天性甲状腺功能减低症及先天性听力障碍等疾病的筛查,早发现,早治疗。

三、幼儿期

从 1 周岁后到 3 周岁之前为幼儿期。此期生长发育的速度减慢。已能独走,活动范围较前广泛。已能用语言表达自己的想法与要求。识别危险的能力不足。饮食上已逐渐过渡到成人膳食。至 3 足岁时乳牙已出齐。

此期的保健重点是合理营养、平衡膳食。防止各种意外伤害的发生。家长要正确对待及处理好第一阶段的逆反心理。重视牙齿保护。重视教养,从小培养各种良好的习惯。

四、学龄前期

3 周岁后到入小学前(6～7 周岁)为学龄前期,即小儿进入幼儿园的年龄阶段。此期生长速度减慢,每年体重平均增加 2 000 g,身高增加 5～7 cm。语言及思维发展迅速,好奇多问,模仿性强,求知欲强。到此期末已具备入小学的条件。

此期的保健重点为加强安全教育,预防各种意外伤害。注重口腔卫生,预防龋齿;注重眼的保健。重视良好的道德品质教育,养成良好的卫生、学习、劳动习惯。

五、学龄期

从入小学(6～7 岁)到青春期(女 12 岁、男 13 岁)开始之前为学龄期。此期体重、身高每年稳定增加,乳牙逐渐脱落,换上恒牙。除生殖系统外,其他各系统的发育均将接近成人。认知能力进一步加强,社会心理进一步发育,求知欲进一步加强,是长知识、接受各方面教育的重要时期,应进行德、智、体、美、劳全面教育,为今后进入初中、高中的学习打好基础。

该阶段的保健重点是继续做好口腔及眼的保健,矫治慢性疾病,端正坐、立、站的姿势,防止脊柱畸形。可能因离开家庭进入学校或者因学习困难而产生各种心理尤其情绪方面的问题,家长要予以足够的关心。应注意道德品质的教育。

六、青春期

女孩从 11~12 岁开始到 17~18 岁,男孩从 13~14 岁开始到 18~20 岁为青春期,这仅仅是人为的划分,因为个体差异较大。青春期的特点是生殖系统迅速发育,并趋向成熟,女孩出现月经,男孩有遗精。在性激素的影响下,体格发育出现第二次高峰(第一次在 1 岁以内),体重增加,肌肉发达,身高又明显增加。但是增长高峰之后出现减慢的过程,直到身高停止增加,生殖系统发育成熟。随着年龄的增加,接触社会的机会增多,外界环境的影响逐渐扩大,由于逐渐趋向成熟,在这阶段会出现第二次的心理违拗期。

此年龄期的保健重点为应保证足够的营养以满足生长发育之需,容易出现内分泌及自主神经功能不稳定的现象,如高血压、甲状腺功能亢进、月经周期紊乱、痛经。还可由于学习紧张而出现一些心理上的问题,如忧郁、焦虑等。应加强生殖、生理卫生知识的教育。

第三节　儿科学中的社会医学问题

社会医学是用现代医学和社会学等多学科的观点和方法,从社会宏观角度研究社会环境为主的生物、心理、社会因素对人群健康的影响,研究社会卫生状况及其变动规律,以及改善社会卫生状况,提高人群健康水平的社会对策和措施的一门交叉边缘学科。社会医学和儿科学一样同属医学的范畴,社会医学在儿科学中的应用,称之为社会儿科学。

医学的研究和服务对象是人,儿科医学的研究和服务对象是儿童。人兼具生物和社会两种特性,所以,医学应该是自然科学和社会科学的综合。传统的医学多从自然科学的层面入手,而很少从社会科学的角度分析问题;而现代医学发展的一个重要标志就是医学的社会化。当今,无论是医疗活动、保健服务,还是卫生决策都不仅仅从自然科学的生物学角度认识,而必须综合社会、心理、生物诸因素考虑。因此,现代的儿科医师必须要有社会医学的知识。

一、社会医学的基本观点

（一）人群健康与社会发展

双向作用性：社会发展推动了人群健康，人群健康也促进着社会的进步与发展，两者有着相互影响的重要作用。社会发展的最主要方面是提高社会生产力，而构成生产力的最主要核心是掌握生产技能的健康的生产人群。社会经济和文化要高度发展，就必须依靠具有身心健康状态的广大社会劳动者。儿童是社会劳动者的预备队，儿童的健康关系到社会的未来和明天，因此，保障儿童健康，提高儿童的智力发育潜能是 21 世纪我国社会发展的重要保证。

（二）医学模式与人群健康的相关性

人群健康和社会发展之间，医学模式起重要的中介作用，医学模式的转变和优化与提高人群健康水平之间的相关性越来越明显。在以生物医学模式为主导的时期，医疗卫生的服务面窄、服务要求低，人群的健康水平也相对较低；而在生物心理社会医学模式主导的今天，医疗卫生的服务面越来越宽，服务的要求也越来越高，人群的健康水平也不断提高。因此，只有加快医学模式的转变，才能扩大卫生服务，提高服务质量，进一步改善人群的健康状况。

（三）疾病发生的因果多元性

现代社会是多元化的社会。疾病是一种社会现象，疾病的发生也是由多因素决定的，包括各种生物，自然因素，社会、心理因素。近年来，我国城市中，儿童肥胖的发病率呈明显的逐年上升趋势，肥胖的发生有遗传和内分泌等生物学因素，但也有现代儿童生活方式改变所引起的多吃少动；学习压力增大、心理负担加重等社会、心理因素的影响。

（四）发病过程中社会因素起主导性

传统的医学观点重视疾病发生发展过程中的生物、自然因素；而现代的医学观点强调社会、心理因素。社会因素既可直接影响机体，也可间接通过生物和自然因素影响人群的健康。发展中国家和欠发达地区普遍的儿童营养不良，是社会经济发展落后的直接结果，在这种情况下要消除儿童营养不良、提高儿童的整体营养水平仅仅靠医学和营养干预是不够的，社会干预才是根本的解决办法。

（五）"高危险性"观点

高危险性，是指对人群健康产生有害影响和不利作用的高可能性。高危险性包括以下几个方面。

（1）高危人群，是指易受疾病侵扰的对象。由于他们比一般人群被侵害的可能性高，因此，应该作为防治和研究工作的重点。

（2）高危环境，是指对人体产生不利于健康的因素。

（3）高危反应，不同的机体对各种刺激的反应不同，对同样的刺激，有的人能够耐受，有的人则产生不利于健康的强烈反应，后者称为高危反应。

（六）"社会诊断"观点

社会医学认为，对疾病不能只注重生物因素的损害而仅作出生物医学诊断，对人体健康的评价及疾病的诊断需要考虑社会与心理因素，要了解其所处的社会环境，分析其社会原因，寻求其社会原因。"社会诊断"就是根据生物心理社会医学模式的要求，从社会角度出发，综合性地分析与剖析产生影响人群健康与疾病的原因。

（七）"社会处方"观点

医学实践表明，许多儿科疾病，特别是营养性疾病、环境性疾病和传染性疾病，离开社会综合防治是无法解决的。对这些疾病，若没有强有力的社会对策，仅靠医学手段难以在群体医学的意义上根除，必须在"社会诊断"的基础上开出"社会处方"，才能实施有效的防治。

二、社会因素与儿童健康

（一）社会制度

社会制度是社会成员共同遵守的、按一定程序办事的共同规范。一个国家的社会制度直接或间接地影响儿童健康。我国的经济尚不发达，在国际上处于中等偏下的水平，但我国儿童健康的总体水平且已经达到国际中等偏上的水平，有些指标达到国际较高的水平。这充分体现了优越的社会主义制度对儿童健康的正面影响。社会制度影响儿童健康具有以下一些特征。

第一，双向性。落后的社会制度可以给儿童健康造成危害，而先进的社会制度可以促进儿童健康。

第二，普遍性和稳定性。普遍性指每个国家的社会制度都会影响儿童的健康。稳定性指社会制度一经建立对儿童健康的影响将会缓慢而持续地影响一段时间。

社会制度影响儿童健康机制有几个方面。首先，社会制度决定卫生政策和卫生工作方针。其次，社会制度决定着卫生资源的分配。再次，社会制度决定或导向了人们的行为。

（二）经济因素

社会经济因素对儿童健康的影响是一种互动的关系，两者互为条件。一方面，经济的发展为儿童健康提供了基本的物质保证；另一方面，经济的发展也以儿童健康作为条件。儿童的身心健康代表了未来生产者的素质，影响着经济发展的可持续性。

现有资料表明，发达国家和欠发达国家之间主要儿童健康指标存在明显的差异，人均国民收入（gross national income，GNI）越高，儿童的健康水平也越高。另一方面，从我国的统计资料看，20 世纪 90 年代以来，随着经济的发展，儿童健康水平也逐步提高。这在某种程度上也支持了这一观点。

经济因素影响儿童健康的机制有几个方面。首先，经济状况改善可向人们提供充足的生活资料，人们物质文化生活丰富，生活质量提高，营养条件改善。其次，经济发展使政府加大卫生事业发展的投入，人们的就医条件改善。

（三）卫生事业

卫生事业系有政府或社会举办，其目的是保障和改善人们健康，因此，它对于儿童健康的重要性不容置疑。卫生事业越发达，儿童的健康水平也越高。

健康投资的增加是卫生事业发展促进儿童健康的重要途径。健康投资包括投入卫生系统的人力、物力和财力的总和。社会对健康的投资越多，儿童健康水平越高。

卫生法规的完善是卫生事业发展促进儿童的健康的又一重要途径，起着维护人群健康、消除各种致病因素的作用。在我国，《母婴保健法》的颁布和实施对保障儿童健康的积极意义已经得到体现。此外，卫生事业的发展还能改善保健制度，从而促进儿童健康。

（四）家庭因素

家庭是伴随婚姻制度出现的，它以夫妻关系为基础，以血缘关系为纽带的一种社会生活组织形式。儿童生活在家庭中，家庭环境是儿童健康的重要决定因素。家庭对儿童健康影响主要表现在以下几个方面。

（1）家庭是人群增殖的基本单位，与人口数量的增长和质量的控制密切相关。健康家庭的生育功能好，通过优婚、优生、优育保证人口的数量和质量。近亲结婚可使儿童的遗传性疾病增多。

（2）家庭是社会最基本消费单位，家庭经济状况影响儿童健康。家庭经济状况良好或消费功能正常,能保证儿童生长发育和医疗保健的基本供给,儿童健康能够得到保障,反之则亦然。

(3)家庭是一个具有密切感情联系的单位,家庭成员间的感情联系影响儿童健康,尤其是儿童的心理健康。家庭成员之间,尤其是夫妻间关系不和、离异等都会给家庭中的儿童带来影响。研究发现,离异家庭、单亲家庭儿童的心理行为问题明显增多。

(4)家庭是儿童的第一所学校,父母是儿童出生后的第一任教师。良好的家庭教育可使儿童、青少年身心健康得到良好的发展。如果家庭成员文化水平低下,或教育方法和教育能力差,都能影响儿童的健康。

(五)学校因素

学龄儿童和青少年每天在学校里度过的时间不亚于家庭,因此,学校环境对儿童的健康至关重要。具体如下。

(1)学校和课堂的组织和管理高效,符合儿童心理发育规律,则促进儿童健康成长。

(2)老师具有儿童生长发育知识,若教育方法得当,则促进儿童健康成长。

(3)同伴具有积极向上的精神状态、学习成绩优良、品行端正,也是儿童健康成长的重要因素。

(六)文化因素

广义的文化是指物质文化和精神文化两类,而狭义的文化仅仅是指精神文化,即人类精神财富的总和。文化因素对人类健康的影响非常明显。随着社会文化的发展,儿童健康水平也在不断提高。文化因素对儿童健康的影响具有两个明显的特征:其一是文化影响的无形性;其二是文化影响的本源性。

1.风俗习惯对儿童健康的影响

风俗习惯是指历代相沿积久而成的风尚和习俗,习惯是指由于重复或多次练习而巩固下来并变成需要的行动方式。风俗习惯是一种无形的力量,约束着人们的行为,从而对健康产生影响。在我国许多地方,新生儿出生后,都有将新生儿紧紧包裹成"蜡烛包"的习惯。已有研究证明,"蜡烛包"对新生儿胸廓和呼吸功能的发育不利;我国传统的育儿习惯十分注重通过"把尿"来早期进行婴儿的大小便训练,使得我国儿童的大小便控制能力的发育远早于西方儿童,因此,在我国,如果4岁儿童还不能很好地在夜间自主控制小便,应怀疑有遗尿症,而在西方儿童5岁前有夜间尿床可能仍然是正常的现象。

2.吸烟对儿童健康的影响

我国是目前世界上烟草消费量最大的国家。吸烟不但有害吸烟成人的健康,也有碍被动吸烟儿童的健康。

被动吸烟会对婴幼儿造成伤害,父母吸烟对1岁以下婴儿患上严重呼吸道疾病机会比其他婴儿高一倍;孩子们的父母本身吸烟,孩子们会有两倍的染上各种疾病的机会。有研究调查了儿童出生后5年的每年肺炎和支气管炎发病率,发现父母均不吸烟和其中一人吸烟及父母双亲均吸烟者,发病率分别为7.8%、11.4%和17.6%。父母亲吸烟还能影响孩子的智能水平。有关资料表明,妇女怀孕4个月后每天吸10支或以上的香烟,产下的孩子入学后,在学校的进步延缓,这种现象最少持续至16岁。在阅读及数学测验中,这些学生的成绩比其他学生差。在作出上述结论时,已将其他与教育程度有关的因素计算在内。孕妇主动或被动吸烟对胎儿也造成严重影响。妇女在怀孕期吸烟,可使死胎和自发性流产的发生率增高,也使早产和低出生体重的发生率增高,同时发现父亲大量吸烟者,围生期死亡率比父亲不吸烟的婴儿高得多。

3.电子媒介对儿童健康的影响

电子媒介对儿童的影响有好有坏,其好处是能积极地增进知识和增加与社会的沟通和互动,其害处来自电子媒介中的暴力和色情,此外长期、长时间专注于电子媒介本身也会对儿童发育产生不良影响。

已有越来越多的文献报道电视对儿童的影响。Huston及其同事于1992年报道儿童看电视与注意力和认知的关系,没有证据支持看电视对注意力和认知的负面影响。但研究认为,如果儿童用太多的时间看电视,势必会影响他与家人进行感情交流的时间,而与父母的感情交流,在儿童心理发育中起着很重要的作用。在儿童上学后,看电视占用了学习时间,有研究认为,看电视的量和学习成绩之间呈明显的负相关。还有不少研究发现,看电视和部分儿童的惊厥有关。

电子游戏在不同的社会、经济层迅速传播,由于技术先进,游戏的设计相对简单,仅用眼-手协调操作,并常有暴力内容。对于电子游戏和行为及学习之间的关系,没有研究证实,但由于电子游戏对于儿童来说有很强的吸引力,儿童很容易沉溺其中,对身心发育和学习的影响可想而知。但也有学者认为适量的电子游戏活动对训练眼-手协调有益。

以交互作用和多媒体潜能为特点的"新媒介"互联网的出现给儿童健康和教育带来新的挑战。这项新技术在为儿童提供学习和交流的平台的同时,也给色情和暴力开辟了新的市场,其对儿童健康的深远影响有待于进一步研究。

三、现代儿科医师的社会医学观

社会因素对医学和人类健康的影响越来越凸显,同时社会医学与临床医学的关系也越来越密切,现代儿科医师必须要具备社会医学观念。

(一)儿科医师要具备生物心理社会医学模式的观念

现代医学由"生物医学模式"向"生物－心理－社会医学模式"的转变是医学发展的必然趋势。儿科医师要从生物心理社会医学的角度重新审视临床问题。目前,儿童的疾病谱正在发生变化,既往影响儿童健康最严重的感染性疾病和营养性疾病已经明显下降,而先天性畸形、恶性肿瘤、意外损伤、慢性疾病、心理行为性疾病和环境因素有关的疾病成为儿童健康新的威胁,多数疾病不单纯是生物因素的作用,还受心理和社会诸因素的制约,有许多疾病的生物因素也要通过心理与社会因素起作用。同时,疾病的表现形式,也已由单因-单果向多因-单果和多因-多果的形式发展,显而易见,如果不从心理和社会因素考虑这些疾病的诊断、预防和治疗,是难以达到满意的效果的。

(二)儿科医师要具备预防医学的观念

新的医学模式克服了单纯生物医学模式忽视心理因素和社会因素的局限性,全面系统地从生物因素、心理因素和社会因素等方面来综合认识人类健康和疾病问题,把医学预防在更为广阔的背景下进行研究,从而产生了大卫生的观念,其含义是,病因的广泛性、预防的社会性、病损的多样性和人类的同步性。如今的儿科医师看病不应该再是简单的看病、治病,而要扩大到防病和保健服务;不是简单的治愈疾病,而是要求发现和控制影响健康的各种因素,从而达到预防疾病的目的。因此,儿科医师要有预防医学的观念;不但要有医学预防的观念,还要有社会预防的观念。

(三)儿科医师要具备健康教育的观念

现代儿科医师不但要学会"就病论病""因病施药",而且要学会"因病施教"。现在,临床治疗不但要求有药物处方,还要求有健康教育处方,即,不但告诉患者应该吃什么药,还应该告诉患者回家以后怎样进行自身护理、生活调养、心理调节,怎样防止疾病的恶化和复发等,"两分钟瞧病,半分钟开药"的诊疗方式已经不能适应新的要求。

第四节　儿科医学中的伦理问题

伦理学是一门研究道德的起源、本质、作用及其发展规律的科学。医学伦理学作为职业伦理学的重要组成部分,是专门研究医学活动中人们之间道德关系和道德规范的一门学科,研究内容包括医学领域中的道德作用、意义和发展规律,医学道德规范、医学道德原则及人际关系等。随着医学科学的发展,新的生物医学技术不断涌现,医学伦理学研究的问题越来越多,也越来越复杂。医学科学发展的每一个时期都会对医学伦理学提出新的命题。儿科学作为医学的重要分支,由于其研究对象及其疾病谱的特殊性,所涉及的医学伦理问题除了共性的特点之外,还有不少个性之处。

一、儿科医学中几个重要的伦理学概念

(一)自主权

自主权是现代医学伦理学的核心概念。强调自主权的目的是希望患者能够根据他们自己的价值观来作出医疗护理方面的决定。患者可以由于宗教或其他原因的选择拒绝挽救生命的医疗措施,即使这样的选择在常人看来是愚蠢的。西方的现代儿科学比较强调儿童在医疗选择上的自主权,而在中国,儿童通常被认为是孩子,孩子是应该听大人的,更不容说是事关生命的大事。但是,伦理学认为,一个行为个体是否应该具有医疗选择的自主权,并不取决于行为个体的年龄,而取决行为个体是否具有行为能力。

(二)行为能力

行为能力是指行为个体具有理解所作出决定的后果和其他可能选择的能力。行为能力是自主权的决定因素。多数学龄儿童和青少年具有行为能力,应该重视其在医疗选择上的自主权,但是这一特定的人群中的大多数还处于父母的合法监护下,由此在医疗行为的选择过程中,父母和孩子价值观上的冲突经常会发生。

(三)病情告知

告之以实情是人际交往中的共同道德标准。在医疗活动中和医患关系中也不例外。医师有义务告知患儿或家属真实的病情,这是因为医疗活动的过程中,

医患双方的信息不一致,还可能因为各种医疗措施都可能产生这样或那样的后果。在中国,医疗活动中善意的隐瞒(如确诊为恶性肿瘤而不告以实情)曾经被认为是积极的行为,新的《医疗事故处理办法》对告知的具体要求使得上述"积极行为"的合法性受到挑战。

(四)隐私保护

患儿家属应该信赖医师,告知医师以真实的病情,而医师有保护患儿家属隐私的义务。这不但有利于医师全面了解病情,从而有利于对疾病的早期诊断和及时治疗,也避免对更大范围内的人群产生不利的影响(如传染病不及时诊断而不予以隔离,则导致扩散蔓延)。

(五)利益冲突

儿科医师要维护患儿的利益,也要维护患儿家庭的利益,而有时患儿的利益和其家庭的利益是不一致的,这种利益冲突造成许多儿科医学上特有的伦理学的问题,也是伦理学上的重要命题。

二、儿科医学中几个重要的伦理学命题

(一)儿科生命支持的伦理学问题

儿科急救医学的发展对儿童健康产生了革命性的影响。20世纪70年代重症监护技术的推广应用使得儿童死亡率特别是新生儿死亡率明显下降。然而,重症监护技术的发展是一把双刃剑,在降低死亡率的同时,也使得相当数量的儿童留下后遗症而长期生存,使得在相当一段时间内,医学界对重症监护技术到底是祸是福有过不少争论。对个体来讲,也存在同样的问题。如某一重症缺血缺氧性脑病的新生儿病患,生命垂危,在机械通气下勉强维持生命体征在正常范围,但神经反射逐渐消失。上述情况持续一段时间后,就给儿科医师和家长提出一个两难的选择:如果选择继续治疗,比较好的结果是生命体征稳定,正常神经活动不能恢复,成为"植物人"而出院,患儿家庭从此经济和心理负担陡增,而患儿本身一生中不能像正常人一样工作和实现其生活价值,还要遭受无穷无尽的医疗操作和由此而来的痛苦。如果选择终止治疗,就意味着终止患儿的生命,似乎不能体现患儿的最佳利益,至少在伦理学上是不完美的。选择继续治疗,有较好的伦理学基础,但缺乏患儿实际利益的支持;而终止治疗,比较符合患儿及其家庭和社会的长远实际利益。这就是医学伦理学上著名的"baby doe两难"命题。

在美国和其他发达国家,解决这一命题的方法是成立由多学科组成,有普通社区代表参加的医院伦理委员会,以个案研究的方式帮助临床医师和家长进行决策。但是在我国,不能用同样的方法解决这一问题,这主要是由于社会、文化和经济背景的不同。破解这一伦理学命题的主要难度在于:在美国和绝大多数发达国家,患儿的医疗费用都由国家或保险公司支付,患儿家庭与医院、医师之间不存在直接的经济关系,医疗活动中较少考虑经济上的问题,因此,在作出医疗方面的决策时可以撇开医疗费用的问题而不予考虑。但在我国,即使医疗上和伦理上都认定应该继续治疗,但如果患儿家庭要求终止医疗活动,并拒绝支付进一步增加的医疗费用时,医疗活动的继续也会发生困难。

(二)新生儿筛查的伦理学问题

新生儿筛查是近二三十年发展起来的一项现代医学技术。它作为临床医学和预防医学结合的杰作,正在为提高儿童的健康水平和提高人口素质起着不可替代的作用。该项技术的核心是运用生理、生化或其他手段,发现亚临床的疾病状态,使得医务工作者能够在疾病早期进行干预,以提高干预的效果,改善疾病的预后。目前,在我国许多地区,已经广泛开展了新生儿遗传代谢病(如苯丙酮尿症、先天性甲状腺功能低下症)和新生儿听力筛查,取得了相当好的社会效益。

但是,新生儿筛查也有某些负面的影响。首先,筛查并不等于诊断,任何筛查都会有一定的假阴性和假阳性,由此也带来一系列伦理学思考。假阳性给当事儿童家长带来一定的精神压力和心理负担。在多数情况下,虽然在后续的诊断程序后,家长有如释重负的感觉,但他们始终不能挥去筛查的阳性"标签"带来的阴影,这种阴影有时会持续相当长时间,有时,筛查的假阳性带来的负面效应甚至可以超过疾病本身。而假阴性给家庭带来的不幸是,患儿虽然参加了筛查,但由于被误认为是正常,使疾病仍然不能得到早期的诊断和干预。家长可能就此而对以后的医学措施产生怀疑甚至是抗拒。其次,有些筛查并不能给当事儿童带来明确的利益。如曾在美国进行研究的囊性纤维样变的新生儿筛查,由于对确诊的患儿缺乏明确的后续干预和治疗措施,使得家长只能忧虑,不能看到希望,儿童也不能得到实际的利益。第三,有些筛查所后续的干预措施,并不能证明对当事儿童有利。如在苯丙酮尿症筛查的初期,由于误将高苯丙酮酸血症标签为苯丙酮尿症,使这些儿童不恰当地长期使用营养成分不均衡的特殊饮食。当然,这一问题随着经验的逐步建立已经得到解决。

为了使新生儿筛查尽少地受到伦理学问题的困扰,在设计新的新生儿筛查方案时,应该尽量考虑到以下一些方面:第一,筛查措施结束后必须要有后续的确诊方法和干预方法,而且,确诊和干预的方法必须是技术上成熟的,明确对当事儿童有益的;第二,筛查的方法要保证比较合理的假阴性和假阳性率;第三,每一项新的筛查在实施前必须要有可靠的卫生经济学分析,确保合理的投入产出比;第四,每一项筛查在具体进行前,都必须要对家长进行正式的告知,并获知情同意。

(三)畸形新生儿处理的伦理学问题

每一个有经验的儿科医师都会有这样的经历,到产房会诊畸形的新生儿,家长要求"不要抢救",但新生儿的生命体征尚可,在这种情况下,平衡好医学、伦理学和社会学的问题,对作出正确的医学决断非常重要。目前,由于围生期保健的广泛开展,疾病谱的改变,先天性畸形的相对发生率越来越高。同时,由于计划生育国策的实施,使得家庭对育儿质量的要求也越来越高。可以预见,这类问题在临床上也会越来越常见。

由此引出一个重要的医学伦理学问题——安乐死。安乐死是 20 世纪 70 年代以来国内外医学界、哲学界和伦理学界讨论最为热烈的问题之一。对安乐死的理解有广义和狭义之分。广义的理解包括一切因为"健康"的原因,任其死亡和自杀;狭义的理解则把安乐死局限于对患有不治之症的患者或死亡已经开始的患者,不再采取人工的方法延长其死亡过程,或者,为制止剧烈疼痛的折磨不得不采用加速死亡的药物。当前,对"安乐死"一词的理解多是狭义的。

安乐死有被动与主动、自愿与非自愿之分。被动安乐死是消极的安乐死,停止治疗和抢救措施,任晚期患者自行死亡;主动安乐死又称积极安乐死,由医务人员采取给药加速死亡,结束其痛苦的生命,让其安然舒适地离开人世。自愿安乐死是指患者本人要求或同意采取安乐死;非自愿安乐死是指对那些无行为能力的患者施行安乐死,如有严重畸形的婴儿,他们无法表示自己的愿望,由别人提出安乐死的建议。

合理而有条件的安乐死似乎最终会被社会、医学和法律接受。这实际上取决于对安乐死概念的正确理解。从伦理学角度分析,安乐死的实施必须具备两个前提:一是患者的疾病无法挽救,濒临死亡而不可逆转;二是由于这种病导致患者肉体及精神的极端痛苦。两者缺一不可。从这个意义上来说,有些家长面对一些并不是十分严重的畸形,而要求实施安乐死(虽然家长并不一定用这个词)的请求,是不应予以支持的。

(四)母婴利益冲突的伦理学问题

在日常医疗活动中,母婴利益冲突时常会发生,尤其是在孕期,由于母婴一体,利益冲突不可避免。经典的案例是,一位孕晚期的孕妇,诊断为前置胎盘,医师建议为了保障胎儿的健康,避免宫内缺氧,应立即剖宫分娩。但孕母根据自己感觉认为,胎儿情况良好,并认为剖宫产会对自己的利益带来损害,故拒绝接受剖宫产。医学伦理学的观点认为,如果所建议的操作或手术对胎儿的利益是明显的、有科学依据的,医师应该说服母亲接受这样的建议。反之,如果所建议的操作或手术对胎儿的利益是不明显的、缺乏科学依据的,医师应该允许母亲根据自己的利益作出选择。

(五)青春期医学有关的伦理学问题

处于青春发育期的青少年虽然还没有成年,但已经具备行为能力。因此,在青春期医学的范畴内,应十分注重患者本人的知情同意,儿科医师应该像尊重患儿家长的意见一样重视青少年患者本人的意见。另外,应对患儿隐私的保护予以特别的重视。但可能是由于职业的特点,儿科医师往往不十分注重这些方面。

第五节　循证医学与临床实践

循证医学是近年国际临床医学领域迅速发展起来的一个学说。循证医学是临床医学的新范例,它提供给患者的医疗是建立在目前所能提供证据的基础上的,它并不简单根据直觉得到的、非系统的临床经验以及疾病的病理生理的基础知识,而是强调临床证据。其核心思想是:医务人员应认真地、明智地、深思熟虑地运用临床研究中得到的最新、最有力的科学信息来诊治患者。任何医疗决策的确定都应基于客观的临床科学研究依据,临床医师开处方、专家制订治疗指南、政府制订医疗卫生决策等也应依据现有的最可靠的科学依据进行。

循证医学要求临床医师根据科学研究的依据来处理患者,在仔细采集病史和体格检查的基础上,要做到:①进行有效的文献检索;②运用评价临床文献的正规方法;③发现最有关和正确的信息,最有效地应用文献即证据;④根据证据解决临床问题,制订疾病的预防措施和治疗措施。

随着临床医学近年来的迅速发展,人们越来越认识到动物试验不能取代人的试验,因为人体远较动物复杂,并对长期以来单纯根据病理生理机制指导临床治疗现状产生了疑问,许多学者认为随机对照试验在医学研究中的广泛应用可与显微镜的发明相媲美,根据临床研究依据来处理患者的观念已形成。循证医学将帮助培养 21 世纪的医师用医学证据解决临床问题的能力,将医学研究的结果用于临床实践。儿科学专业具有与其他专科不同的特点,儿科的循证医学实践的核心除了检索文献和评价文献外,一旦证据被认为是真实可靠的,关键是结合实际患者,并与患儿的监护人进行商量,在充分考虑了患儿及其监护人的意见后作出临床的决策。

医疗实践在迅速进步,临床医师可以通过以下途径来了解信息进展:①查找医学文献,包括综述、实践指导、编者按、广告文章等;②向专家进行咨询;③听医学讲座、看广告栏、与医药公司代表交谈。但来源于上述的资料都可能带有不同程度的偏倚,有时各种来源的意见并不统一。如不对上述资料进行评价,对临床实践的应用不会有很多的帮助,医师可能会听信某位权威专家的意见,而对独立判断发生困难。

1984 年,由加拿大 McMaster 大学制订了阅读者指南,指南的主要目的是帮助临床医师阅读文献,确保知识更新。后来,该大学的工作小组与北美的同事制订了一套《使用者指南》,它指导临床医师如何更有效的搜集文献,指导如何解读临床的研究结果,以及如何将它用于医疗上。新指南更注重提倡用医学文献的证据解决患者的问题。即用从文献中测定、总结出来的信息回答每天碰到的临床问题。

近 30 年来,临床研究进展迅速,20 世纪 60 年代临床随机对照研究(RCT)还十分少见,现在已被普遍采用。任何一种新药上市都必须通过有效的临床试验。荟萃分析作为对 RCT 结果进行综合分析的手段,越来越被更多的人所接受。

循证医学与传统医学在处理临床问题时有着很大区别。传统医学对于预后、诊断试验、治疗有效性的观察建立在非系统观察的临床经验、发病机制和病理生理知识的理解、对专家与经验的依赖性基础上,所以传统医学解决临床问题的方法是:①根据自己的经验和生物学知识;②阅读教科书;③请教专家;④阅读有关文献。而循证医学系统地记录治疗结果,可明显地增强对疾病的预后、诊断、治疗的信心。循证医学还认为,对于疾病基础知识的理解十分重要,它可以帮助说明临床观察的结果和证据,但对于临床实践的指导是不够的。循证医学认为,为恰当解决临床问题,应仔细采集病史,进行必要的体格检查,为诊断和治疗的决定提供尽量多的客观的证据,在此基础上应阅读有关原始文献并进行科学评价,决定如何用于临床,当然也不排斥向同事及老师请教。

循证医学证据的来源主要是随机对照试验或随机对照试验荟萃分析结果。在不可以进行随机对照试验或没有随机对照试验结果时,非随机对照试验包括观察性、描述性研究也可作为证据,但可靠程度不及随机对照试验。证据即相关资料必须在具有可供使用、可获得、可被接受、可应用和可被审评性五个先决条件后,才能开展循证医学。

循证医学的具体做法和步骤。首先要提出一个拟解决的具体的临床问题,然后进行有效的文献检索,选择有关的最佳研究资料,并用使用者指南中的标准评价,了解其优缺点,分析其是否合理正确,最终提取有用的临床信息用于解决患者的问题。在考虑该信息是否适用于自己的患者时既需要有关的病理生理基础知识,还需要有行为医学的知识。评价文章时要考虑到及回答以下问题:①研究结果是否正确? ②结果是什么? ③这些结果对处理我的患者有帮助吗?

归纳起来,进行循证医学可分下面四个步骤:①从患者存在的问题提出临床要解决的问题;②收集有关问题的资料;③评价这些资料的真实性和有用性;④在临床上实施这些有用的结果。

循证医学中对医学文献的评价方法。循证医学中对收集的医学文献都要进行评价,评价方法需遵循《使用者指南》提出的标准进行评价,如评价有关治疗和预防的文章,使用者指南有下列规定。

一、测定研究结果是否正确

(1)患者是否随机分组。

(2)是否所有进入试验的患者都归入原先随机化分配的各组中进行分析,并在结论中加以说明,即打算治疗分析。失访者越多,结果的偏倚越大,因为他们可以有不同的结局,有些可能因好转而不继续求医,有的可能很差或因不良反应或因死亡而离开试验,故如有失访者,应将可能有的两种结果都计算一遍,如结论不变,则较可信。

(3)患者、医师及研究者对治疗是否都是"盲"的。

(4)患者的分组在研究开始时是否相同。

(5)除了试验干预外,各组其他的治疗是否都相同。

二、结果是什么治疗的作用有多大,可以通过下列方法计算及表达

(1)绝对危险度差。

(2)相对危险度。

(3)治疗作用的估计有多少精确?实际上,从来也没有人能知道真正危险度的减少有多大,对此只能作出估计,上述的计算是估计,我们常用95%可信限(CI)来表示其范围。

三、结果是否对自己的患者有帮助

(1)该结果能否用于自己的患者,将您自己的患者与文献报道中选择患者的标准相比。

(2)是否考虑到所有的临床上的重要结果?每一种药物的治疗作用主要看对患者是否重要。

(3)治疗的好处与可能发生的不良反应及费用:应考虑可能的治疗作用是否值得。这可以用需要治疗的患者数目(number needed to treat,NNT)来表示。

总之,在评价治疗作用的文章时首先要确立问题,再用检索手段获得可提供的最佳证据测定该证据的质量,如果质量是好的,那么就测定治疗作用的范围,考虑患者是否与您自己的患者相同,结果的测定十分重要,最后考虑到治疗不良反应,测定干预措施的可能结果,在纸上写出治疗的好处、不良反应和费用,决定是否采用此治疗。

使用者指南发表了一系列对医学文献评价的标准,包括对诊断试验的评价、疾病预后的评价、病因结论的评价等,均可用作循证医学对医学文献的评价。

总之循证医学就是在提出问题基础上寻找证据,对这些证据进行评价说明,最后用这些证据指导临床实践。

系统综述是系统全面地收集全世界所有已发表或未发表的有关临床研究的文章,筛选出符合质量标准的文章,进行定量综合,得出可靠的结论。由于传统医学解决临床问题方法上存在缺陷,某些疗法虽有充分证据证明有效,但长期未被采用,另一些疗法根本无效,甚至有害,却长期广泛应用,某些医学问题已有答案但仍在进行研究。系统综述就是用来解决这些问题的方法之一。1979 年,Archie Cochrane 提出各专业应将所有的有关 RCT 的研究论文收集起来进行系统综述,并随新的临床试验出现随时更新,为临床治疗实践提供可靠依据。20世纪 80 年代出现跨国合作,对某些常见重要疾病(心血管、癌症、消化道疾病)某些疗法做了系统综述,它们对改变世界临床实践和指导临床研究课题的方向产生了划时代的影响。被认为是临床医学发展史上的一个里程碑。系统综述由于经过系统评价结果,使其结论最接近真实情况,从而可以为临床提供质量高、科学性强、可信度大、重复性好的医疗措施、治疗方法和药物,以指导临床实践,推动医疗质量的提高。另一方面亦为临床科研提供重要信息,为立题提供科学的基础,从而避免了走弯路及重复研究浪费科研经费。

系统综述的步骤可分为:①确立综述目的;②确定资料来源和收集有关资料;③对收集的文献资料按循证医学的原则和方法进行评价;④应用描述性方法将资料进行数量上的合并;⑤应用荟萃分析方法将资料进行定量综合;⑥小结和分析综合结果;⑦提出应用指南。循证医学提倡个人的临床实践经验与从外部得到的最好的临床证据结合起来,这在患者的诊治决策中至关重要。但是必须强调,忽视临床实践经验的医师,即使得到了最好的证据,也可能用错,因为最好的证据在用于每一个具体患者时,也必须因人而异,结合临床资料进行取舍;而如果缺乏最好、最新的外部证据,临床医师可能采用已经过时的旧方法,给患者造成伤害。1972—1989 年共有 7 项 RCT 研究均显示,用泼尼松龙治疗早产孕妇可降低早产儿的死亡率达 30%~50%,但在 1989 年前由于未开展该试验的系统性综述分析,大多数产科医师根本不知道该疗效有效,结果 1% 的早产儿由于没有得到相应治疗而死亡。

近年来,采用各种临床指南作为临床医师的医疗行为的标准已成为国际的趋势。临床指南是以循证医学为基础,由官方政府机构或学术组织撰写的医疗文件,将规范化医疗与个体化医疗相结合,对提高医疗质量有重要的推动作用,其目的是为了提高医疗质量和控制医疗费用的不断上涨。自 1993 年在 Index Medicus 可以用"实践指南"作为关键词检索到你所需要的内容,美国国立卫生研究院公布的临床指南和专家组意见分两个目录收集在 http:/text nlm nih gov。不同的疾病临床指南也可以在网上找到。如哮喘的诊治指南可以从美国国立心肺血液研究所的网址查到,其网址是 http:/www.nhlbi.nih.gov/。此外,在网上也可查阅加拿大医学会(http:/www.cma.ca/cpgs/index.htm)和澳大利亚医学会(http:/www.mja.com.au/public/guides/guides.htm)提供的临床指南。中华医学会发布的临床诊治指南虽然没有收集到一起,但中华医学会期刊系列均已全文上网(http:/www.chinainfo.gov.cn/periodical/zhyxh.htm)读者上网查找原文也非常方便。我国第一部以循证医学为依据的脑血管病临床指南——《BNC脑血管病指南》也已问世,为我国神经科医师明确诊断和规范化治疗脑血管病提供了循证医学的依据。以循证医学为基础的临床指南的产生具有以下几方面的重要意义:①可以提高医疗机构的医疗质量,给予经治患者以最佳的治疗和合理的治疗,因为临床指南上形成的诊断治疗决策都是以循证医学为基础,集中新近最佳临床科学研究和专家意见。②由于诊断和治疗建议是以正式医疗文件形式在各种医疗机构和临床医师中进行传播,因此,可以改变临床医师的医疗行为，减少不同医疗机构和不同临床医师间由于素质不同造成医疗水平的差异。③可以减少医疗费用，不少临床指南的形成，都经过临床经济学成本-效果分析，所形成的诊断治疗意见成本效果分析都是最好的。④有助于继续教育，临床指南收集了所有有关文献，并对文献中的结论进行了系统评价，集中了新近最佳临床科研结果，并且不断更新，因此也是很好的继续教育教材。⑤可以作为官方政府部门对医疗机构医疗质量检查的依据，因为指南具有一定的权威性。⑥可作为医疗保险机构掌握医疗保险政策的凭据。

不同水平的实证（按强度排序），包括：①来自对所有相关随机对照试验的系统评价的实证；②来自至少设计良好的随机对照试验的实证；③来自设计良好、有对照但非随机试验的实证；④来自设计良好的队列研究或病例对照分析研究，特别是多中心研究；⑤来自多时间序列研究，有干预或没有干预；⑥来自权威的意见，基于临床经验、描述性研究或专家委员会的报道。

目前，高水平的有关儿童的证据在很多方面是不足的，而成人的研究不能完全照搬应用于儿童，由于儿童对药物的吸收、分布和代谢与成人有着根本的区别，儿童与成人相同的疾病但病因不同，对治疗产生的效果也不同，如大剂量、长疗程使用糖皮质激素会造成小儿的生长发育迟缓的危险，而在成人则没有这种危险。很多研究不包括儿童或没有年龄的分组结果，这意味着儿科医师没有适当的结果可以推广于患儿，现在有 Cochrane Child Health Field 来提供儿童的证据，如 the Cochrane Child Health Field 已制订了关于儿童的证据指南和有关与年龄的亚组分析。与成人相比，小儿往往缺乏有价值的病史资料和体格检查，特别是这些资料的获得是通过第 3 人（家长）和一些受限的检查（患者不合作），根据病史和检查能得到的验后概率和以前的实验室研究信息都十分有限。儿童的研究证据常存在诊断的不确定，缺乏客观的终点指标，小样本和医德问题而影响研究的内部的真实性。加强儿科领域里的大样本的多中心随机对照研究将会大大改变目前临床决策中的失误、偏倚。

尽管儿科循证临床实践存在着这些障碍，但循证医学的实践对保证患儿采用最好的和最适宜的临床处理，保证最适宜的证据应用于儿科临床决策是必要的。虽然循证儿科临床实践实施的困难是存在的，但克服这些困难的方法和策略也在不断地发展、完善。

第二章 儿科神经系统疾病诊治

第一节 先天性脑积水

脑积水是儿科常见疾病,因脑脊液容量过多导致脑室扩大、皮层变薄,颅内压升高。先天性脑积水的发生率为(0.9～1.8)/1 000,每年死亡率约为1%。

一、CSF 产生、吸收和循环

脑脊液的形成是一个能量依赖性的,而非颅内压力依赖性的过程,每天产生450～500 mL,或每分钟产生 0.3～0.4 mL。50%到80%的脑脊液由侧脑室、三脑室和四脑室里的脉络丛产生,其余的20%到50%的脑脊液由脑室的室管膜和脑实质作为脑的代谢产物而产生。

与脑脊液的形成相反,脑脊液的吸收是非能量依赖性的过程,以大流量的方式进入位于蛛网膜下腔和硬膜内静脉窦之间的蛛网膜颗粒内。脑脊液的吸收依赖于从蛛网膜下腔通过蛛网膜颗粒到硬膜静脉窦之间的压力梯度。当颅内压力正常时,脑脊液以 0.3 mL/min 的速率产生,此时脑脊液还没有被吸收。颅内压增高,脑脊液吸收开始,其吸收率与颅内压成比例。此外,还有一些其他的可能存在的脑脊液吸收途径,如淋巴系统、鼻黏膜、鼻旁窦,以及颅内和脊神经的神经根梢,当颅内压升高时,它们也可能参与脑脊液的吸收。

脑脊液的流向是从头端向尾端,流经脑室系统,通过正中孔(Luschka 孔)和左右侧孔(Mágendie 孔)流至枕大池、桥小脑池和脑桥,最后,CSF 向上流至小脑蛛网膜下腔,经环池、四叠体池、脚间池和交叉池,至大脑表面的蛛网膜下腔;向下流至脊髓的蛛网膜下腔;最后被大脑表面的蛛网膜颗粒吸收入静脉系统。

二、发病机制

脑脊液的产生与吸收失平衡可造成脑积水,脑积水的产生多数情况下是由于脑脊液吸收功能障碍引起。只有脉络丛乳头状瘤,至少部分原因是脑脊液分泌过多引起。脑脊液容量增加引起继发性脑脊液吸收功能损伤,和/或脑脊液产生过多,导致脑室进行性扩张。在部分儿童,脑脊液可通过旁路吸收,从而使得脑室不再进行性扩大,形成静止性或代偿性脑积水。

三、病理表现

脑室通路的阻塞或者吸收障碍使得颅内压力增高,梗阻近端以上的脑室进行性扩张。其病理表现为脑室扩张,通常以枕角最先扩张,皮层变薄,室管膜破裂,脑脊液渗入到脑室旁的白质内,白质受损瘢痕增生,颅内压升高,脑疝,昏迷,最终死亡。

四、病因与分类

脑积水的分类是根据阻塞的部位而定。如果阻塞部位是在蛛网膜颗粒以上,则阻塞部位以上的脑室扩大,此时称阻塞性脑积水或非交通性脑积水。例如,导水管阻塞引起侧脑室和三脑室扩大,四脑室没有成比例扩大。相反,如果是蛛网膜颗粒水平阻塞,引起脑脊液吸收障碍,侧脑室、三脑室和四脑室均扩张,蛛网膜下腔脑脊液容量增多,此时的脑积水称为非阻塞性脑积水或交通性脑积水。

(一)阻塞性或非交通性脑积水阻塞部位及病因

1.侧脑室受阻

侧脑室受阻见于出生前的室管膜下或脑室内出血;出生前、后的脑室内或侧脑室外肿瘤压迫。

2.孟氏孔受阻

孟氏孔受阻常见原因有先天性的狭窄或闭锁,颅内囊肿如蛛网膜下腔或脑室内的蛛网膜囊肿,邻近脑室的脑内脑穿通畸形囊肿和胶样囊肿,肿瘤如下丘脑胶质瘤、颅咽管瘤和室管膜下巨细胞型星型细胞瘤以及血管畸形。

3.导水管受阻

阻塞的原因包括脊髓脊膜膨出相关的 Chiari Ⅱ 畸形引起的小脑向上通过幕切迹疝处压迫导水管、Galen 静脉血管畸形、炎症或出血引起导水管处神经胶质过多、松果体区肿瘤和斜坡胶质瘤。

4.第四脑室及出口受阻

第四脑室在后颅窝流出道梗阻以及四脑室肿瘤如髓母细胞瘤、室管膜瘤和毛细胞型星形细胞瘤,Dandy-Walker 综合征即后颅窝有一个大的与扩大的四脑室相通的囊肿,造成了流出道梗阻(即 Luschka 侧孔和 Magendie 正中孔的梗阻),以及 Chiari 畸形即由于后颅窝狭小,小脑扁桃体和/或四脑室疝入到枕骨大孔引起梗阻。

(二)交通性或非阻塞性脑积水阻塞部位及病因

1.基底池水平受阻

梗阻部位可以发生在基底池水平。此时,脑脊液受阻在椎管和脑皮层的蛛网膜下腔,无法到达蛛网膜颗粒从而被吸收。结果侧脑室、三脑室和四脑室均扩大。常见原因有先天性的感染,化脓性、结核性和真菌性感染引起的脑膜炎,动脉瘤破裂引起的蛛网膜下腔出血,血管畸形或外伤,脑室内出血,基底蛛网膜炎,软脑脊膜瘤扩散,神经性结节病和使脑脊液蛋白水平升高的肿瘤。

2.蛛网膜颗粒水平受阻

梗阻部位还可以发生在蛛网膜颗粒水平,原因是蛛网膜颗粒的阻塞或闭锁,导致蛛网膜下腔和脑室的扩大。

3.静脉窦受阻

原因为静脉流出梗阻,如软骨发育不全或狭颅症患者合并有颈静脉孔狭窄,先天性心脏病右心房压力增高患者,以及硬膜静脉窦或上腔静脉血栓的患者。静脉流出道梗阻能引起静脉压升高,最终导致脑皮层静脉引流减少,脑血流量增加,颅内压升高,脑脊液吸收减少,脑室扩张。

另外,还有一种水脑畸形是由于两侧大脑前动脉和大脑中动脉供血的脑组织全部或几乎全部缺失,从而颅腔内充满了脑脊液,而非脑组织。颅腔的形态和硬膜仍旧完好,内含有丘脑、脑干和少量的由大脑后动脉供血的枕叶。双侧的颈内动脉梗阻和感染是水脑畸形的最常见原因。脑电图表现为皮层活动消失。这类婴儿过于激惹,停留在原始反射,哭吵、吸吮力弱,语音及微笑落后。脑脊液分流手术有可能控制进行性扩大的头围,但对于神经功能的改善没有帮助。

五、临床表现

婴儿脑积水表现为激惹、昏睡、生长发育落后、呼吸暂停、心动过缓、反射亢进、肌张力增高、头围进行性增大、前囟饱满、骨缝裂开、头皮薄、头皮静脉曲张、前额隆起、上眼睑不能下垂、眼球向上运动障碍(如两眼太阳落山征)、意识减退、视盘水肿、视神经萎缩引起的视弱甚至失明,以及第三、第四、第六对颅神经麻痹,抬头、坐、爬、讲话、对外界的认知以及体力和智能发育,均较正常同龄儿落后。在儿童,由于颅缝已经闭合,脑积水可以表现为头痛(尤其在早晨)、恶心、呕吐、昏睡、视盘水肿、视力下降、认知功能和行为能力下降、记忆障碍、注意力减退、学习成绩下降、步态改变、两眼不能上视、复视(特别是第六对颅神经麻痹)和抽搐。婴儿和儿童脑积水若有运动障碍可表现为肢体痉挛性瘫,以下肢为主,症状轻者双足跟紧张、足下垂,严重时整个下肢肌张力增高,呈痉挛步态。

六、诊断

根据典型症状体征,不难做出脑积水的临床诊断。病史中需注意母亲孕期情况,小儿胎龄,是否用过产钳或胎头吸引器,有无头部外伤史,有无感染性疾病史。应作下列检查,做出全面评估。

(一)头围测量

新生儿测量头围在出生后 1 个月内应常规进行,不仅应注意头围的绝对值,而且应注意生长速度,疑似病例多能从头围发育曲线异常而发现。

(二)B 超图像

B 超图像为一种安全、实用,且可快速取得诊断的方法,对新生儿很有应用价值,特别是对于重危患儿可在重症监护室操作。通过未闭的前囟,可了解两侧脑室及第 3 脑室大小,有无颅内出血。因无放射线,操作简单,便于随访。

(三)影像学特征

脑积水的颅骨平片和三维 CT 常常显示破壶样外观和冠状缝、矢状缝裂开。CT 和 MRI 常可见颞角扩张,脑沟、基底池和大脑半球间裂消失,额角和第三脑室球形扩张,胼胝体上拱和/或萎缩以及脑室周围脑实质水肿。

七、鉴别诊断

(一)婴儿硬膜下血肿或积液

多因产伤或其他因素引起,可单侧或双侧,以额顶颞部多见。慢性者,也可使头颅增大,颅骨变薄。前囟穿刺可以鉴别,从硬膜下腔可抽得血性或淡黄色液体。

(二)佝偻病

由于颅骨不规则增厚,致使额骨和枕骨突出,呈方形颅,貌似头颅增大。但本病无颅内压增高症状,而又有佝偻病的其他表现,故有别于脑积水。

(三)巨脑畸形

巨脑畸形是各种原因引起的脑本身重量和体积的异常增加。有些原发性巨脑有家族史,有或无细胞结构异常。本病虽然头颅较大,但无颅内压增高症状,CT 扫描显示脑室大小正常。

(四)脑萎缩性脑积水

脑萎缩可以引起脑室扩大,但无颅高压症状,此时的脑积水不是真正的脑积水。

(五)良性脑外积水(也称婴儿良性轴外积液)

这是一个很少需要手术的疾病,其特征为两侧前方蛛网膜下腔(如脑沟和脑池)扩大,脑室正常或轻度扩大,前囟搏动明显,头围扩大,超过正常儿头围的百分线。良性脑外积水的婴儿颅内压可以稍偏高,由于头围大,运动发育可以轻度落后。其发病机制尚不清楚,可能与脑脊液吸收不良有关。通常有明显的大头家族史。在 12 到 18 月龄,扩大的头围趋于稳定,从而使得身体的生长能够赶上头围的生长。大约在 2 岁以后,脑外积水自发吸收,不需要分流手术。虽然这一疾病通常不需要手术,但是有必要密切监测患儿的头围、头部 CT 或超声以及患儿的生长发育,一旦出现颅高压症状和/或生长发育落后,需要及时行分流手术。

八、处理

治疗的目的是获得理想的神经功能,预防或恢复因脑室扩大压迫脑组织引起的神经损伤。治疗方法为脑脊液分流手术,包括有阀门调节的置管脑脊液分流手术以及内镜三脑室造瘘术,目的是预防因颅内压升高而造成的神经损害。脑积水的及时治疗能改善患儿智力,有效延长生命。只要患有脑积水的婴儿在出生头 5 个月内做分流手术,就有可能达到较理想的结果。

(一)手术方式的选择

脑积水的治疗方法是手术,手术方式的选择依赖于脑积水的病因。例如,阻塞性脑积水的患者,手术方法是去除阻塞(如肿瘤),交通性脑积水的患者或阻塞性脑积水阻塞部位无法手术去除的患者,需要做脑脊液分流手术,分流管的一端放置在梗阻的近端脑脊液内,另一端放置在远处脑脊液可以吸收的地方。最常用的远端部位是腹腔、右心房、胸膜腔、胆囊、膀胱/输尿管和基底池(如三脑室造瘘),而腹腔是目前选择最多的部位(如脑室腹腔分流术),除非存在腹腔脓肿或吸收障碍。脑室心房分流术是另外一种可以选择的方法。如果腹腔和心房都不能利用,对于 7 岁以上的儿童,还可以选择脑室胸腔分流术。

(二)分流管的选择

脑脊液分流系统至少包括三个组成部分:脑室端管,通常放置在侧脑室的枕角或额角;远端管,用来将脑脊液引流到远端可以被吸收的地方;以及阀门。传统的调压管通过打开一个固定的调压装置来调节脑脊液单向流动。这种压力调节取决于阀门的性质,一般分为低压、中压和高压。一旦阀门打开,对脑脊液流动产生一个很小的阻力,结果,当直立位时,由于地心引力的作用,可以产生一个很高的脑脊液流出率,造成很大的颅内负压,此过程称为"虹吸现象"。由于虹吸现象可以造成脑脊液分流过度,因此,某些分流管被设计成能限制脑脊液过分流出,尤其是当直立位时。例如,Delta 阀(Medtronic PS Medical,Goleta,CA)就是一种标准的振动膜型的压力调节阀,内有抗虹吸装置,用来减少直立位时脑脊液的过度分流。Orbis-Sigma 阀(Cordis,Miami)包含一个可变阻力、流量控制系统,当压力进行性升高时,通过不断缩小流出孔达到控制脑脊液过度分流的目的。虽然这一新的阀门被誉为是一种预防过度分流、增进治疗效果的有效装置,然而,最近的随机调查,比较 3 种分流装置(如普通的可调压阀、Delta 阀和Orbis-Sigma 阀)治疗儿童脑积水的效果,发现这 3 种分流装置在分流手术的失败率方面并没有显著性差异。最近又出来两种可编程的调压管,当此种分流管被埋入体内后,仍可在体外重新设置压力,此种分流管被广泛地应用在小儿脑积水上。虽然有大量的各种类型的分流管用于治疗脑积水,但是,至今还没有前瞻性的、随机的、双盲的、多中心的试验证明哪一种分流管比其他分流管更有效。

(三)脑室腹腔分流术

脑室腹腔分流术是儿童脑积水脑脊液分流术的首选。

1.手术指征

交通性和非交通性脑积水。

2.手术禁忌证

颅内感染不能用抗菌药物控制者;脑脊液蛋白明显增高;脑脊液中有新鲜出血;腹腔内有炎症、粘连,如手术后广泛的腹腔粘连、腹膜炎和早产儿坏死性小肠结肠炎;病理性肥胖。

3.手术步骤

手术是在气管插管全身麻醉下进行,手术前静脉预防性应用抗生素。患者位置放置在手术床头端边缘,靠近手术者,头放在凝胶垫圈上,置管侧朝外,用凝胶卷垫在肩膀下,使头颈和躯干拉直,以利于打皮下隧道置管。皮肤准备前,先用记号笔根据脑室端钻骨孔置管的位置(如额部或枕部)描出头皮切口,在仔细的皮肤准备后,再用笔将皮肤切口重新涂描一遍。腹部切口通常在右上腹或腹中线剑突下 2~3 横指距离。铺消毒巾后,在骨孔周边切开一弧形切口,掀开皮瓣,切开骨膜,颅骨钻孔,电凝后,打开硬脑膜、蛛网膜和软脑膜。

接着,切开腹部切口,打开进入腹腔的通道,轻柔地探查证实已进入腹腔。用皮下通条在头部与腹部切口之间打一皮下通道,再把分流装置从消毒盒中取出,浸泡在抗生素溶液中,准备安装入人体内。分流管远端装置包括阀门穿过皮下隧道并放置在隧道内,隧道外管道用浸泡过抗生素的纱布包裹,避免与皮肤接触。接着,根据术前CT测得的数据,将分流管插入脑室预定位置并有脑脊液流出,再将分流管剪成需要的长度,与阀门连接,用0号线打结,固定接口。然后,提起远端分流管,证实有脑脊液流出后,将管毫无阻力地放入到腹腔内。抗生素溶液冲洗伤口后,二层缝合伤口,伤口要求严密缝合,仔细对合,最后用无菌纱布覆盖。有条件的单位还可以在超声和/或脑室镜的引导下,将分流管精确地插入到脑室内理想的位置。脑室镜还能穿破脑室内的隔膜,使脑脊液互相流通。

4.分流术后并发症的处理

(1)机械故障:近端阻塞(即脑室端管道阻塞)是分流管机械障碍的最常见原因。其他原因包括分流管远端的阻塞或分流装置其他部位的阻塞(如抗虹吸部位的阻塞);腹腔内脑脊液吸收障碍引起的大量腹水,阻止了脑脊液的流出;分流管折断;分流管接口脱落;分流管移位;远端分流管长度不够;近端或远端管道位置放置不妥当。当怀疑有分流障碍时,需做头部CT扫描,并与以前正常时的头部CT扫描相比较,以判断有否脑室扩大。同时还需行分流管摄片,判断分流管接口是否脱落、断裂,脑室内以及整个分流管的位置、远端分流管的长度,以及有否分流管移位。

(2)感染:分流管感染发生率为2%～8%。感染引起的后果是严重的,包括智力和局部神经功能损伤、大量的医疗花费,甚至死亡。大多数感染发生在分流管埋置术后的头6个月,约占90%,其中术后第一个月感染的发生率为70%。最常见的病原菌为葡萄球菌,其他为棒状杆菌、链球菌、肠球菌、需氧的革兰氏阴性杆菌和真菌。6个月以后的感染就非常少见。由于大多数感染是因为分流管与患者自身皮肤接触污染引起,所以手术中严格操作非常重要。

分流术后感染包括伤口感染并累及分流管、脑室感染、腹腔感染和感染性假性囊肿。感染的危险因素包括小年龄、皮肤条件差、手术时间长、开放性神经管缺陷、术后伤口脑脊液漏或伤口裂开、多次的分流管修复手术以及合并有其他感染。感染的患者常有低热,或有分流障碍的征象,还可以有脑膜炎、脑室内炎症、腹膜炎或蜂窝织炎的表现。临床表现为烦躁、头痛、恶心和呕吐、昏睡、食欲减退、腹痛、分流管处皮肤红肿、畏光和颈强直。头部CT显示脑室大小可以有改变或无变化。

一旦怀疑分流感染,应抽取分流管内的脑脊液化验,做细胞计数和分类,蛋白、糖测定,革兰氏染色和培养以及药物敏感试验。脑脊液送化验后,开始静脉广谱抗生素应用。患者还必须接受头部 CT 扫描,头部 CT 能显示脑室端管子的位置、脑室的大小和内容物,包括在严重的革兰氏阴性菌脑室炎症时出现的局限性化脓性积液。如果患者主诉腹痛或有腹胀表现,还需要给予腹部 CT 或超声检查,以确定有否腹腔内脑脊液假性囊肿。另外,还有必要行外周血白细胞计数和血培养,因为分流感染的患者常有血白细胞升高和血培养阳性。

如果脑脊液检查证实感染,需手术拔除分流管,脑室外引流并留置中心静脉,全身合理抗生素应用,直到感染得到控制,新的分流管得到重新安置。

(3)过度分流:多数分流管无论是高压还是低压都会产生过度分流。过度分流能引起硬膜下积血、低颅内压综合征或脑室裂隙综合征。硬膜下积血是由于脑室塌陷,致使脑皮层从硬膜上被牵拉下来,桥静脉撕裂出血引起。虽然硬膜下血肿能自行吸收无须治疗,但是,对于有症状的或进行性增多的硬膜下血肿仍需手术,以利于脑室再膨胀。除了并发硬膜下血肿,过度分流还能引起低颅压综合征,产生头痛、恶心、呕吐、心动过快和昏睡,这些症状在体位改变时尤其容易发生。低颅压综合征的患者,当患者呈现直立位时,会引起过度分流,造成颅内负压,出现剧烈的体位性头痛,必须躺下才能缓解。如果症状持续存在或经常发作并影响正常生活、学习,就需要行分流管修复术,重新埋置一根压力较高的分流管,或抗虹吸管或者压力较高的抗虹吸分流管。

过度分流也还能引起裂隙样脑室,即在放置了分流管后,脑室变得非常小或呈裂隙样。在以前的回顾性研究中,裂隙脑的发生率占80%,有趣的是88.5%的裂隙脑的患者可以完全没有症状,而在11.5%有症状的患者中,仅6.5%的患者需要手术干预。裂隙脑综合征的症状偶尔发生,表现为间断性的呕吐、头痛和昏睡。影像学表现为脑室非常小,脑室外脑脊液间隙减少,颅骨增厚,没有颅内脑脊液积聚的空间。此时,脑室壁塌陷,包绕并阻塞脑室内分流管,使之无法引流。最后,脑室内压力升高,脑室略微扩大,分流管恢复工作。由于分流管间断性的阻塞、工作,引起升高的颅内压波动,造成神经功能急性损伤。手术方法包括脑室端分流管的修复,分流阀压力上调以增加阻力,安加抗虹吸或流量控制阀,分流管同侧的颞下去骨瓣减压。

(4)孤立性第四脑室扩张:脑积水侧脑室放置分流管后,有时会出现孤立性第四脑室扩张,这在早产儿脑室内出血引起的出血后脑积水尤其容易发生,感染后脑积水或反复分流感染/室管膜炎也会引起。这是由于第四脑室入口与出口梗阻,闭塞的第四脑室产生的脑脊液使得脑室进行性扩大,出现头痛、吞咽困难、低位颅神经麻痹、共济失调、昏睡和恶心、呕吐。婴儿可有长吸式呼吸和心动过缓。对于有症状的患者,可以另外行第四脑室腹腔分流术。然而,当脑室随着脑脊液的引流而缩小时,脑干向后方正常位置后移,结果,第四脑室内的分流管可能会碰伤脑干。另外,大约40%的患者术后1年内需要再次行分流管修复术。还有一种治疗方法是枕下开颅开放性手术,将第四脑室与蛛网膜下腔和基底池打通,必要时还可以同时再放置一根分流管在第四脑室与脊髓的蛛网膜下腔。近年来,内镜手术又备受推崇,即采用内镜下导水管整形术和放置支撑管的脑室间造瘘术,以建立孤立的第四脑室与幕上脑室系统之间的通路。

(四)内镜三脑室造瘘术

1.手术指证

某些类型的阻塞性脑积水,如导水管狭窄和松果体区、后颅窝区肿瘤或囊肿引起的阻塞性脑积水。

2.禁忌证

交通性脑积水。另外,小于1岁的婴幼儿成功率很低,手术需慎重。对于存在有病理改变的患者,成功率也很低,如肿瘤、已经做过分流手术、曾有过蛛网膜下腔出血、曾做过全脑放疗以及显著的三脑室底瘢痕增生,其成功率仅为20%。

3.手术方法

三脑室造瘘术方法是在冠状缝前中线旁2.5～3 cm额骨上钻一骨孔,将镜鞘插过孟氏孔并固定,以保护周围组织,防止内镜反复进出时损伤脑组织。硬性或软性内镜插入镜鞘,通过孟氏孔进入三脑室,在三脑室底中线处,乳头小体开裂处前方造瘘,再用2号球囊扩张管通过反复充气和放气将造瘘口扩大。造瘘完成后,再将内镜伸入脚间池,观察蛛网膜,确定没有多余的蛛网膜阻碍脑脊液流入蛛网膜下腔。

4.并发症及处理

主要并发症为血管损伤继发出血。其他报道的并发症有心脏暂停、糖尿病发作、抗利尿激素不适当分泌综合征、硬膜下血肿、脑膜炎、脑梗死、短期记忆障碍、感染、周围相邻脑神经损伤(如下丘脑、腺垂体、视交叉)以及动脉损伤引起的术中破裂出血或外伤后动脉瘤形成造成的迟发性出血。动态MRI可以通过评价脑脊液在三脑室造瘘口处的流通情况而判断造瘘口是否通畅。如果造瘘口不够通畅,有必要行内镜探查,尝试再次行造瘘口穿通术,若原造瘘口处瘢痕增生无法再次手术穿通,只得行脑室腹腔分流术。

九、结果和预后

未经治疗的脑积水预后差,50%的患者在 3 岁前死去,仅 20%到 23%能活到成年。活到成年的脑积水患者中,仅有 38%有正常智力。脑积水分流术技术的发展使得儿童脑积水的预后有了很大的改善。许多做了分流手术的脑积水儿童可以有正常的智力,参加正常的社会活动。50%到 55%脑积水分流术的儿童智商超过 80。癫痫常预示着脑积水分流术的儿童有较差的智力。分流并发症反复出现的脑积水儿童预后差。

第二节 脑 性 瘫 痪

脑性瘫痪简称脑瘫,亦称 Litter 病,是指从出生前到出生后大脑发育早期,由多种原因引起的非进行性的脑损害及发育缺陷所致的中枢性运动障碍及姿势异常,并可伴有智力低下、癫痫、感知觉障碍、语言及精神行为异常等。是引起小儿机体运动残疾的主要疾病之一。诊断时需除外进行性疾病所致的中枢性瘫痪及正常小儿暂时的运动发育落后。其发病率国外报道为1.2‰～2.5‰活婴,我国 1995－1997 年对浙江、江苏部分地区进行脑瘫流行病学调查,发现 7 岁以下小儿脑瘫患病率为 1.5‰～1.8‰。1997－1998 年对黑龙江等六省(区)1～6 岁小儿进行脑瘫流行病学调查,脑瘫患病率为 1.92‰。脑瘫患儿中,男孩多于女孩,男：女在 1.13：1～1.57：1。

一、病因

本病的致病因素较多,有的患儿可能是多种因素所造成。约有 1/3 的病例目前临床上难以确定原因。一般可将病因分为三类。①出生前因素:主要由于子宫内感染、缺氧、中毒、接触放射线、孕妇营养不良、妊高征及遗传因素等引起的脑发育不良或脑发育畸形。②出生时因素:主要为早产、过期产、多胎、低出生体重、窒息、产伤、缺血缺氧性脑病等。③出生后因素:各种感染、外伤、颅内出血、胆红素脑病等。但存在这些致病因素的患儿并非全部发生脑瘫,因此只能将这些因素视为可能发生脑瘫的危险因素。其中早产、低出生体重、多胎、脑发育不良、出生时窒息、缺氧缺血性脑病、产伤、胆红素脑病、子宫内感染等被视为可能发生脑瘫的主要危险因素。

近年来,遗传因素在脑瘫中的作用逐渐被人们所重视。脑瘫患儿近亲中有癫痫、脑瘫及智力低下者较正常人群中要高;而分娩中同等程度的损伤,在有些小儿出现明显的神经系统障碍,在另一些小儿并不引起神经系统障碍,提示有遗传因素的可能。因此,对脑瘫病因学的研究应关注胚胎发育生物学领域,重视对受孕前后有关的环境和遗传因素研究。

二、病理

其病理变化与病因有关,可见各种畸形与发育不良。但最常见的还是不同程度的大脑皮质萎缩和脑室扩大,可有神经细胞减少及胶质细胞增生。脑室周围白质软化变性,可有多个坏死或变性区及囊腔形成。胆红素脑病可引起基底节对称性的异常髓鞘形成过多,称为大理石状态。出生时或出生后的损伤以萎缩、软化或脑实质缺损为主。

三、临床表现

(一)基本表现

脑瘫患儿最基本的临床表现是运动发育异常,其特征是运动发育落后、肌张力异常、姿势异常和多种神经反射异常。

1.运动发育落后和主动运动减少

患儿的粗大运动(竖颈、翻身、坐、爬、站立、行走)以及手指的精细动作发育等均落后于同龄正常儿,瘫痪部位肌力降低,主动运动减少。

2.肌张力异常

肌张力异常是脑瘫患儿的特征之一,多数患儿肌张力升高,称之为痉挛型。肌张力低下型则肌肉松软,而手足徐动型则表现为变异性肌张力不全。

3.姿势异常

在脑瘫患儿表现得非常突出,其异常姿势多种多样,异常姿势与肌张力不正常和原始反射延迟消失有关。

4.反射异常

痉挛型脑瘫患儿腱反射活跃或亢进,有些可引出踝阵挛及巴氏征阳性。脑瘫患儿还常表现为原始反射延缓消失,保护性反射减弱或延缓出现。

正常小儿4个月直立位时,将躯干向左右倾斜时头能保持中立位;4～5个月小儿扶成坐位时,突然向一侧倾斜其躯干时,能伸出上肢做支持状;8～9个月能引出"降落伞反射",脑瘫患儿不能引出这些相应的保护性动作。

(二)临床分型

1.瘫痪的不同性质

根据瘫痪的不同性质,可分为以下不同类型。

(1)痉挛型:病变累及锥体束。表现为肌张力增高,肢体活动受限。是脑瘫中最常见的类型。占全部患儿的 60%～70%。

(2)手足徐动型:约占脑瘫 20%,主要病变在锥体外系统,表现为难以用意志控制的不自主运动。当进行有意识运动时,不自主、不协调及无效的运动增多,紧张时加重,安静时减少,入睡后消失。由于颜面肌、舌肌、口咽肌运动受累,常伴有喂养困难,经常作张嘴伸舌状,语言障碍明显。单纯手足徐动型脑瘫腱反射不亢进,不表现巴氏征阳性。1 岁以内患儿常表现肌张力低下,随年龄增大肌张力逐渐变为"僵硬",呈齿轮状增高。本型患儿智力障碍一般不严重。

(3)强直型:此型很少见到,也为锥体外系性脑瘫,系苍白球或黑质受损害所致。由于全身肌张力显著增高,身体异常僵硬,运动减少。四肢做被动运动时,主动肌和拮抗肌有持续的阻力,肌张力呈铅管状或齿轮状增高,常伴有严重智力低下。

(4)共济失调型:表现为小脑症状,步态不稳,走路时两足间距加宽,四肢动作不协调,上肢常有意向性震颤,肌张力低下,腱反射不亢进。

(5)震颤型:此型很少见。表现为四肢震颤,多为静止震颤。

(6)肌张力低下型:表现为肌张力低下,四肢呈软瘫,自主运动很少,但可引出腱反射。仰卧时四肢呈外展外旋位,俯卧时,头不能抬起。本型常为过渡形式,婴儿期后大多可转为痉挛型或手足徐动型。

(7)混合型:上述类型中,两种或两种以上类型同时存在一个患儿身上,称为混合型。其中痉挛型与手足徐动型常同时存在。

2006 年我国脑瘫学术会议上决定把脑瘫分为 6 型,即痉挛型、不随意运动型、强直型、共济失调型、肌张力低下型和混合型。

2.瘫痪受累部位

根据瘫痪受累部位,可分为以下几种情况。

(1)单瘫:仅一个上肢或下肢出现运动障碍,此型较轻。

(2)偏瘫:运动障碍仅累及一侧肢体,通常上肢重于下肢。

(3)截瘫:双下肢受累明显,躯干及上肢正常。

(4)双瘫:运动障碍不对称地累及两侧肢体,下肢重于上肢。

(5)三肢瘫:三个肢体瘫痪。

(6)四肢瘫:四肢均瘫痪,上下肢严重程度类似。常累及躯干部。

(7)双重偏瘫:四肢均受累,上肢重于下肢。左右两侧可不对称。

(三)伴随症状或疾病

脑瘫患儿除运动障碍外,常合并其他功能异常。①智力低下是运动障碍以外最常见的症状。占脑瘫患儿的50%~75%,以痉挛型四肢瘫、肌张力低下型、强直型多见,手足徐动型较少见。②10%~40%脑瘫患儿合并癫痫,以偏瘫、痉挛性四肢瘫患儿多见。③眼部疾病如斜视、屈光不正、视野缺损、眼球震颤等,发生频率可达20%~50%;④其他还可有听力障碍、语言障碍、精神行为异常等,此外,胃食管反流,吸入性肺炎等也较常见。痉挛型患儿还可出现关节脱臼、脊柱侧弯等。

四、诊断和鉴别诊断

脑瘫的诊断主要依靠病史及体格检查。神经系统影像学检查,可以发现颅脑结构有无异常,对探讨脑瘫的病因及判断预后可能有所帮助。对于合并癫痫者,可做脑电图检查,以确定癫痫发作类型和指导治疗。脑瘫应在婴儿时期就出现中枢性运动障碍症状;诊断时需除外进行性疾病(如各种代谢病或变性疾病)所致的中枢性瘫痪及正常小儿一过性发育落后。另外,Werdnig-Hoffmann型脊肌萎缩症、先天性肌营养不良及其他各种进行性神经肌肉疾病亦应注意鉴别。

五、治疗

主要目的是促进各系统功能的恢复和发育,纠正异常姿势,减轻其伤残程度。

(一)治疗原则

1.早期发现、早期治疗

婴幼儿运动系统处于快速发育阶段,早期发现运动异常,尽快加以纠正,容易取得较好疗效。

2.促进正常运动发育、抑制异常运动和姿势

按小儿运动发育规律,进行功能训练,循序渐进,促使小儿产生正确运动。

3.综合治疗

利用各种有益的手段对患儿进行全面、多样化的综合治疗,除针对运动障碍进行治疗外,对合并的语言障碍、智力低下、癫痫、行为异常也需进行干预。还要培养患儿对日常生活、社会交往及将来从事某种职业的能力。

4.家庭训练与医师指导相结合

脑瘫的康复是个长期的过程,患儿父母必须树立信心,在医师指导下,学习功能训练手法,坚持长期治疗。

(二)功能训练

1.躯体训练

躯体训练主要训练粗大运动,特别是下肢的功能,利用机械的、物理的手段,针对脑瘫所致的各种运动障碍及异常姿势进行的一系列训练,目的在于改善残存的运动功能,抑制不正常的姿势反射,诱导正常的运动发育。常用的有 Vöjta、Bobath 等方法。

2.技能训练

训练上肢和手的功能,提高日常生活能力并为以后的职业培养工作能力。

3.语言训练

语言训练包括发音训练、咀嚼吞咽功能训练等。有听力障碍者应尽早配置助听器,有视力障碍者也应及时纠正。

(三)矫形器的应用

在功能训练中,常常需用一些辅助器和支具,矫正小儿异常姿势,如行走矫形器可促进足踝骨骼的生理排列,并可降低关节周围肌肉的紧张度。合适的矫形器还有抑制异常反射的作用。

(四)手术治疗

手术治疗主要适用于痉挛型脑瘫患儿,目的在于矫正畸形、改善肌张力、恢复或改善肌力平衡。如跟腱延长术、闭孔神经前支切除术、选择性脊神经后根切断术、骨关节手术等。

(五)药物治疗

目前尚未发现治疗脑瘫的特效药物,但有些对症治疗的药物可以选用,如可试用小剂量苯海索(安坦)缓解手足徐动型的多动,改善肌张力。苯二氮䓬类药物对于缓解痉挛有一定效果。

(六)其他

其他如高压氧、针灸、电疗、中药等治疗,对脑瘫的康复也有益处。

第三节 重症肌无力

儿童期重症肌无力属于自身免疫性疾病,主要累及神经肌肉接头处突触后膜上乙酰胆碱受体,从而导致神经肌肉接头处传导障碍。临床上表现为骨骼肌无力,其特点是疲劳时加重,休息或用胆碱酯酶抑制剂后症状减轻。

一、病因和发病机制

正常神经肌肉接头由运动神经末梢、突触间隙和包含有突触后膜的肌肉终板三部分组成。神经冲动电位促使神经末梢向突触间隙释放含有化学递质乙酰胆碱(acetyl choline,Ach)的囊泡,在间隙中囊泡释放出大量 Ach,与突触后肌膜上的乙酰胆碱受体(Ach-R)结合,引起终板膜上 Na^+ 通道开放,产生动作电位。

儿童期重症肌无力是自身免疫反应的后果,其攻击的靶子是神经肌肉接头处突触后膜上的乙酰胆碱受体,因而患者血液中存在抗 Ach-R 抗体。Ach-R 抗体不仅可直接破坏 Ach-R 和突触后膜,使 Ach-R 数目减少,突触间隙增宽,而且还可与 Ach 竞争 Ach-R 结合部位。因此虽然突触前膜释放 Ach 囊泡和 Ach 的量正常,但在重复神经冲动过程中,患儿 Ach 与 Ach-R 结合的概率越来越少,导致临床出现肌肉病态性易疲劳现象。抗胆碱酯酶可抑制 Ach 的降解,增加其与受体结合机会,从而增强终板电位,可使肌力改善。

儿童期重症肌无力免疫学异常的病因迄今尚无定论。有人认为与胸腺的慢性病毒感染有关,且与人类白细胞抗原型别有关。一般女性患者,发病较早,伴胸腺增生的患者以人类白细胞抗原-A1B8 及 Dw3 多见;而男性患者,发病较晚,伴胸腺瘤患者以人类白细胞抗原-A2A3 居多。因而小儿患者,女性较多,且合并胸腺瘤者少见。

二、临床表现

(一)儿童期重症肌无力

大多在婴幼儿期发病,2~3 岁是发病高峰,女孩多见。临床主要表现三种类型。

1.眼肌型

眼肌型最多见。单纯眼外肌受累,多数从一侧开始,然后发展至两侧,表现为眼睑下垂,睁闭眼无力。部分患儿可同时有其他眼外肌受累症状,如眼球外展、内收或上、下运动障碍,引起复视或斜视等。其肌无力的特征是晨轻暮重,休息后减轻,反复用力睁闭眼则可使症状加重。

2.脑干型

脑干型主要表现为第Ⅸ、Ⅹ、Ⅻ对脑神经所支配的咽喉肌群受累。突出症状是吞咽或构音困难,声音嘶哑等。

3.全身型

全身型主要表现为四肢和躯干肌肉的疲劳无力,轻者仅表现为运动时的极易疲劳,严重者可致患儿卧床难起,甚至可因呼吸肌无力而引起重症肌无力危象。

少数患儿兼有上述2～3种类型,或由1种类型逐渐发展为混合型。病程经过缓慢,其间可交替地完全缓解或复发,呼吸道感染可使病情加重。儿童期重症肌无力很少与胸腺瘤并存,但偶可继发于桥本氏甲状腺炎等引起的甲状腺功能低下。约2%的患儿有家族史,提示这些患儿的发病与遗传因素有关。

(二)新生儿期重症肌无力

新生儿期重症肌无力病因特殊,包括两种类型。

1.新生儿暂时性重症肌无力

新生儿暂时性重症肌无力又称新生儿一过性重症肌无力,仅见于儿童期重症肌无力母亲所生新生儿,如母亲患儿童期重症肌无力,约1/7的新生儿因体内遗留母亲抗 Ach-R 抗体,可能于出生后出现全身肌肉无力,严重者需要呼吸机人工呼吸或胃管喂养。眼肌无力症状少见。如度过危险期,数天或数周后,婴儿体内的抗 Ach-R 抗体消失,肌力即可恢复正常,且以后并不存在发生儿童期重症肌无力的特别危险性。

2.先天性重症肌无力

先天性重症肌无力又名新生儿持续性重症肌无力,本型多有家族史,可呈常染色体隐性遗传,因遗传性 Ach-R 离子通道异常而患病,与母亲是否患儿童期重症肌无力无关。患儿出生后全身肌无力和眼外肌受累,症状很难自然缓解,胆碱酯酶抑制剂和血浆交换治疗多无明显效果。

(三)肌无力危象和胆碱能危象

重症肌无力患儿可突然出现两种不同的危象。一种是重症肌无力危象,是指因患儿本身病情加重或治疗不当引起呼吸肌无力所致的严重呼吸功能不全状态,此种危象患儿常有反复感染,低钠血症,脱水酸中毒或不规则用药史。另一种是胆碱能危象,除有明显肌无力外,还有抗胆碱酯酶药物过量的临床表现,如面色苍白、腹泻、呕吐、高血压、心动过缓、瞳孔缩小及黏膜分泌物增多等。如遇上述症状不典型的病例,可借肌内注射依酚氯铵 1 mg 做鉴别诊断或指导治疗。如患儿用药后症状改善,则考虑为肌无力危象,仍可继续应用抗胆碱酯酶药物。如用药后症状加重,则考虑为胆碱能危象,应停用抗胆碱酯酶药物。

三、诊断与鉴别诊断

根据病史和疲劳试验,典型者诊断不难。以下检查有利于确定诊断。

(一)药物诊断性试验

当临床表现怀疑该病时,依酚氯铵或新斯的明药物试验有助于诊断。前者是胆碱酯酶的短效抑制剂,显效迅速,但有时可导致心律失常,故一般不用于婴儿。用于儿童时每次 0.2 mg/kg(最大不超过 10 mg),静脉或肌内注射,用药后 1 分钟即可见肌力明显改善,2～5 分钟后作用消失。

新斯的明虽显效较慢,但很少有心律失常不良反应,每次 0.04 mg/kg,肌内注射,或新生儿 0.1～0.15 mg,儿童 0.25～0.5 mg,最大不超过 1 mg。最大作用在用药后 15～40 分钟。婴儿反应阴性而又高度怀疑本病时,可于 4 小时后加量为 0.08 mg/kg。为防治新斯的明引起的面色苍白、腹痛、腹泻、心率减慢、气管分泌物增多等毒蕈碱样不良反应,注射该药前应先备好阿托品,一旦出现上述症状,可肌内注射阿托品 0.01 mg/kg。

(二)肌电图检查

神经重复电刺激检查对诊断该病有重要价值。其特征是在重复电刺激中反应电位波幅快速降低。

(三)血清抗 Ach-R 抗体检查

阳性者对诊断有重要意义,但阴性者并不能排除该病。阳性率因检测方法不同而有差异。婴幼儿阳性率低,以后随年龄增加而增高。眼肌型(约 40%)又较全身型(70%)低。

该病应与脊髓灰质炎的延髓型、急性多发性神经根炎、脑干脑炎、脑肿瘤、进行性肌营养不良、线粒体肌病等相鉴别。严重的婴儿腹泻缺钾时也可发生肌无力现象,但常以颈、腹部肌群和心肌先受累,必要时行心电图及血钾水平检查可帮助鉴别。

四、治疗

对有症状的重症肌无力患儿应长期服药治疗,以免肌肉失用性萎缩和肌无力症状进一步加重。

(一)胆碱酯酶抑制剂

胆碱酯酶抑制剂是多数患儿的主要治疗药物。首选药物为溴吡斯的明,口服量新生儿每次 5 mg,婴幼儿每次 10~15 mg,年长儿 20~30 mg,最大量每次不超过 60 mg,每天 3~4 次。根据症状控制的需求和是否有毒蕈碱样不良反应发生,可适当增减每次剂量与间隔时间。

(二)糖皮质激素

糖皮质激素可抑制 Ach-R 抗体生成,减轻神经肌肉接头处突触后膜 Ach-R 的自身免疫性损伤。各种类型重症肌无力均可使用糖皮质激素,长期规则应用可明显降低复发率。首选药物为泼尼松,1~2 mg/(kg·d),待症状完全缓解后再维持 4~8 周,然后逐渐减量达到能够控制症状的最小剂量,每天或隔天清晨顿服,总疗程 2 年。要注意部分患儿在糖皮质激素治疗开始的第 1~2 周可能有一过性肌无力加重,故最初使用时最好能短期住院观察。对于口服效果不佳或症状较重者可用激素冲击疗法。不论是口服还是冲击疗法均应注意皮质激素的不良反应。

(三)胸腺切除术

一般来说,对于儿童重症肌无力患儿胸腺切除应慎重。但药物确实难以控制的病例可考虑胸腺切除术。

(四)大剂量静脉注射丙种球蛋白

静脉注射免疫球蛋白和血浆交换疗法部分患者有效,但两者价格均昂贵,且一次治疗维持时间短暂,需重复用药以巩固疗效,故主要适用于难治性重症肌无力或重症肌无力危象的抢救。静脉注射免疫球蛋白剂量按 400 mg/(kg·d),连用 5 天。

(五)重症肌无力危象治疗

保证呼吸道通畅及呼吸功能,必要时经口或经鼻插管,并应用人工呼吸器;立即肌内注射新斯的明,并继续给予抗胆碱酯酶药物,维持药物有效血浓度;激素治疗,开始选用氢化可的松,剂量为 5~8 mg/(kg·d),持续用 7~10 天,症状明显好转后改为口服泼尼松,剂量为 1 mg/(kg·d);积极控制感染,应禁用竞争突触后膜乙酰胆碱受体的抗生素,如氨基糖甙类药物,主张选用对神经肌肉无阻滞作用的青霉素、红霉素等。

(六)其他

对于激素疗效不佳者可用免疫抑制剂如环磷酰胺、硫唑嘌呤等。另外在重症肌无力的治疗过程中应禁用加重神经肌肉接头传递障碍的药物,如氨基糖苷类抗生素、普鲁卡因胺、普萘洛尔、奎宁等。

五、预后

眼肌型起病两年后仍无其他肌群受累者,将很少发展为其他类型。多数患儿经数月或数年可望自然缓解或病情稳定。据统计最初几年的死亡率为5%～7%。死于重症肌无力本身者,多数病程在1年之内;死于继发感染者,多见于病后5～10年的患儿;死于呼吸功能衰竭者,多见于病后10年以上的患儿。

第四节 颅 内 肿 瘤

儿童肿瘤中颅内肿瘤的发病率相当高,仅次于白血病而居儿童期肿瘤的第二位,约占儿童期肿瘤的20%。儿童肿瘤多发生于后颅凹或中线部位,多为原发,转移瘤很少。

一、流行病学

儿童颅内肿瘤年发病率为27.6～35.9%儿童,在我国每年近5万儿童患颅内肿瘤,儿童时期各年龄组均可发生颅内肿瘤,但好发年龄在10岁以前,高发年龄为5～8岁。在该年龄段之前,随年龄增加脑病发病率增加,而在此年龄段之后则随年龄增加而减少,我国大样本调查发现6岁以上儿童发病者占80.4%,儿童颅内肿瘤的总性别分布大致相等,但肿瘤的组织类型及分布部位在男女之间有差别。男性患儿以松果体肿瘤、脉络丛乳头状瘤和畸胎瘤多见;女性以鞍上生殖细胞瘤多见;髓母细胞瘤、室管膜瘤和垂体瘤也以男性多见。从组织病理学来看,小儿颅内肿瘤以神经胶质瘤最多见,占70%～86%,Matson报道750例儿童颅内肿瘤,前五位分别是星形细胞瘤Ⅰ～Ⅱ级占26.9%,髓母细胞瘤占18.5%,脑干胶质瘤占9.5%,颅咽管瘤占9.1%,室管膜瘤占8.8%。北京天坛医院报道

2 000例15岁以下儿童颅内肿瘤，星型细胞瘤Ⅰ～Ⅱ级占21.3%，髓母细胞瘤占18.5%，颅咽管瘤占16.6%，室管膜瘤占13.1%，胶质母细胞瘤占5.3%，生殖细胞瘤占3.7%，脑膜瘤及脑膜肉瘤占3.1%，脉络丛乳头状瘤占1.2%。小儿颅内肿瘤的好发部位与成人不同，多发生于小脑幕下，这与小儿髓母细胞瘤发病率较高有关。据统计2～12岁小儿的颅内肿瘤，2/3发生在小脑幕下；但在2岁以下和12岁以上患儿中幕上和幕下各占一半。儿童幕上肿瘤多位于第三脑室前或后部及大脑半球，幕下肿瘤多位于第四脑室、小脑蚓部及小脑半球。

二、临床表现

儿童颅内肿瘤的临床表现主要为颅内高压症状和肿瘤引起的局灶症状两类。

(一)颅内高压症状和体征

小儿脑肿瘤好发于中线、颅后窝，故易致脑脊液循环障碍，较早出现颅内高压症状，主要表现为头痛、呕吐、视盘水肿，婴幼儿可有前囟饱满、颅缝裂开、头围增大和头颅破壶音等。

1.呕吐

呕吐最常见，70%～85%的患儿有呕吐。在部分患儿（10%～20%）呕吐是唯一的早期症状，呕吐并不全为喷射性，以清晨或早餐后多见，常在呕吐后能立即进食，其后又很快呕吐，少数患儿可伴有腹痛，早期易误诊为胃肠道疾病。

2.头痛

70%～75%的患儿有头痛。幕上肿瘤头痛多在额部，幕下肿瘤多在枕部。主要是颅内压增高或脑组织移位引起脑膜、血管或脑神经张力性牵拉所致。头痛可为间歇性或持续性，清晨时较重，有时在呕吐后减轻或消失。

3.视觉障碍

视盘水肿可导致视力减退、视野缺损。脑神经受压可导致眼球活动障碍和复视。

4.其他

颅内高压还可引起血压增高、脉搏变缓、烦躁、淡漠、精神不振等，严重时可出现脑疝，导致瞳孔大小改变，呼吸循环功能障碍。

(二)局灶症状和体征

局灶症状和体征与肿瘤的部位、大小及发展速度有关，常见的如下。

1.癫痫发作

癫痫发作多提示肿瘤发生于大脑半球。

2.共济失调

共济失调多见颅后窝肿瘤。小脑蚓部肿瘤常为躯干性共济失调,表现为步态不稳及龙贝格综合征(+)。小脑半球肿瘤表现有同侧肢体共济运动障碍,脑干肿瘤因侵犯小脑的传导纤维也可有严重的共济运动障碍。

3.脑神经受损症状

脑神经受损症状多组脑神经受损见于脑干肿瘤,如仅视力减退和视野缺损多见于颅咽管瘤。

4.肢体瘫痪

大脑半球肿瘤可引起偏瘫伴锥体束征阳性,脑干肿瘤可引起交叉性瘫。

5.内分泌功能障碍

颅咽管瘤、视神经胶质细胞瘤和位于第三脑室前角处的畸胎瘤、皮样囊肿等常可出现生长发育落后、性早熟、尿崩症或肥胖等症状,亦可有体温调节失常和嗜睡。松果体的肿瘤患儿可生长发育加快。垂体混合性或嗜酸性腺瘤可致巨人症。

三、诊断

儿童颅内肿瘤的诊断较成人困难。当儿童有反复发作的不明原因的头痛,伴有呕吐或头围增大,要警惕脑肿瘤的可能;对可疑的患儿应作头颅影像学检查。

(一)CT 及 MRI

CT 及 MRI 诊断脑肿瘤的两种主要的影像学方法。CT 可确定脑瘤病灶的大小、形态、边缘和结构,并可显示周围脑水肿、出血、脑积水和骨质变化,但是软组织分辨率及发现肿瘤的敏感性不如 MRI。MRI 对钙化灶不敏感,但可清晰显示脂类、出血及血管结构,并能提供良好的解剖背景。由于 MRI 无骨伪迹,故对小脑、脑干、鞍区和颅底部肿瘤的诊断优于 CT。

(二)颅骨 X 线平片

颅骨 X 线平片显示骨缝裂开、指压迹增多、蝶鞍及内听道扩大和颅内钙化斑等。

(三)头颅超声波检查

头颅超声波检查可见大脑半球占位性病变所致的中线结构移位、脑室扩大等。B型超声波实时超声检查可直接发现颅内肿瘤。

(四)腰椎穿刺

腰椎穿刺主要用于与颅内感染的鉴别诊断,但对于颅内高压有脑疝危险的,应先降颅内压后再行腰椎穿刺。

四、鉴别诊断

小儿因表达能力欠佳及神经系统发育不完善和查体不合作,症状体征常不典型,而且许多症状与小儿其他疾病表现相似,因此极易误诊,应引起高度重视。小儿肿瘤最易误诊为以下几种疾病,应注意鉴别。①脑膜炎或脑炎:小儿肿瘤有发热者占4.1%,当脑脊液呈炎症样改变时或者出现小脑扁桃体下疝引起颈部抵抗时,容易误诊。②胃肠道疾病:颅内压增高时患儿有反复进食后呕吐,易误诊为胃肠炎或幽门梗阻及肠蛔虫症。③先天性脑积水:婴幼儿脑瘤的头颅增大前囟张力增高及头皮静脉怒张与脑积水表现相似。④血管性头痛:非常多见,有时可与肿瘤引起的头痛混淆。⑤尿崩症:多为鞍区肿瘤的一个症状而非一种疾病。⑥眼科疾病:脑瘤引起视盘水肿和继发性视神经萎缩可影响视力视野,易误诊为视盘炎和视神经炎。⑦癫痫:儿童脑瘤有10%左右有癫痫发作。⑧小脑性共济失调。

五、治疗

小儿颅内肿瘤以手术切除为主,对多数肿瘤,术后可辅以放射治疗。恶性胶质瘤可用化学治疗或免疫治疗。

(一)手术治疗

手术时应尽可能行肿瘤全切除;保证术后能缓解颅内高压;手术应解除或至少部分解除对重要神经结构的压迫;不能全切除的肿瘤,应尽量多切除以达到充分减压为后期放疗、化学治疗创造条件;对脑脊液循环梗阻者,要解除梗阻,恢复脑脊液循环通畅。

(二)放疗

放疗适用于恶性程度高或手术不能完全切除及术后复发性肿瘤。不同类型的肿瘤细胞对放射治疗的敏感性不同,小儿髓母细胞瘤、生殖细胞瘤对放射治疗敏感,应列为术后常规辅助治疗,其次,各种类型胶质细胞瘤对放射治疗也有一定效。实质性肿瘤的放射治疗优于囊性肿瘤,供血丰富的肿瘤对放射治疗的反应通常良好。对较良性的颅咽管瘤、星形细胞瘤的放射治疗早年存在争议,但近年来也倾向于术后放射治疗能延缓肿瘤的复发。对于年龄小于 3 岁的患儿,应注意放射治疗对发育脑组织的长期不良反应,可引起放射性脑坏死、甲状腺功能低下,生长发育迟缓、智商降低等并发症。近年来利用高剂量分割照射、瘤腔间质内放射治疗和立体定向放射来提高放射治疗效果减少不良反应的研究取得了一定进展。

(三)化学治疗

化学治疗原则上是用于恶性肿瘤术后,与放射治疗协同进行,复发颅内恶性肿瘤也是化学治疗的指征,对儿童髓母细胞瘤的脊髓内播散种植化学治疗可作首选方法。给药途径视药物的特征可选择口服、静脉、动脉灌注等方式。常用的化学治疗药物有顺铂、长春新碱、氨甲蝶啶等。近年,对婴幼儿采用术后早期化学治疗来延迟放射治疗开始时间而不影响疾病控制效果的研究及大剂量多元联合化学治疗后辅以自体骨髓移植来减少化学治疗不良反应的研究成为热点。

(四)免疫治疗

1.特异性治疗

特异性治疗即用肿瘤特异抗原、免疫血清或免疫活性细胞来调动机体自身的抗病力。

2.非特异治疗

非特异治疗给予卡介苗、短棒状杆菌、干扰素、胸腺素等诱发 T 细胞的免疫活性。

3.生物反应饰物辅助治疗

生物反应饰物辅助治疗如给予自体照射细胞或注入致敏的免疫细胞,如肿瘤浸润淋巴细胞、淋巴因子激活的细胞等。

(五)基因治疗

基因治疗已部分用于临床,其方法为用各种抗癌因子通过转基因途径,在脑内表达其产物,抑制癌细胞增殖。

六、预后

小儿颅内肿瘤的预后主要取决于:①肿瘤的大小、部位;②肿瘤的组织学类型;③手术切除程度;④术后放射治疗和/或化学治疗;⑤是否转移和复发等。小儿颅内肿瘤的预后较成人差,主要是因为小儿颅内肿瘤恶性者多及良性肿瘤位置深在险要而切除困难。

第五节 神经母细胞瘤

神经母细胞瘤从原始神经嵴细胞演化而来,交感神经链、肾上腺髓质是最常见的原发部位。不同年龄、肿瘤发生部位及不同的组织分化程度使其生物特性及临床表现有很大差异,部分可自然消退或转化成良性肿瘤,但另一部分患者却又十分难治,预后不良。在过去的 30 年中,婴儿型或早期神经母细胞瘤预后有了明显的改善,但大年龄晚期患者预后仍然十分恶劣。在神经母细胞瘤中有许多因素可影响预后,年龄和分期仍然是最重要的因素。

一、发病率

神经母细胞瘤是儿童最常见的颅外实体瘤,占所有儿童肿瘤的 8%～10%,一些高发地区如法国、以色列、瑞士、新西兰等的年发病率达 11/100 万(0～15 岁),美国为 25/100 万,中国和印度的报道低于 5/100 万。

二、病理学

神经母细胞瘤来自起源于神经嵴的原始多能交感神经细胞,形态为蓝色小圆细胞。从神经嵴移行后细胞的分化程度、类型及移行部位形成不同的交感神经系统正常组织,包括脊髓交感神经节、肾上腺嗜铬细胞。神经母细胞瘤组织学亚型与交感神经系统的正常分化模型相一致。经典的病理分类将神经母细胞瘤分成 3 型,即神经母细胞瘤、神经节母细胞瘤、神经节细胞瘤,这三个类型反映了神经母细胞瘤的分化、成熟过程。典型的神经母细胞瘤由一致的小细胞组成,占 15%～50%的病例,母细胞周围有嗜酸性神经纤维网。另一种完全分化的、良性神经母细胞瘤为神经节细胞瘤,由成熟的节细胞、神经纤维网及 Schwann 细胞组成。神经节母细胞瘤介于前两者之间,含有神经母细胞和节细胞混杂成分。

Shimada 分类结合年龄将病理分成 4 个亚型,临床分成 2 组。4 个亚型即包括神经母细胞瘤(Schwannin 少基质型);GNB 混合型(基质丰富型);GN 成熟型和 GNB 结节型(包括少基质型和基质丰富型)。前三型代表了神经母细胞瘤的成熟过程,而最后一型则为多克隆性。对神经母细胞瘤而言,细胞分化分为 3 级,包括未分化、分化不良、分化型;细胞的有丝分裂指数也分为低、中、高 3 级。Shimada 分类综合肿瘤细胞的分化程度、有丝分裂指数和年龄,将神经母细胞瘤分为临床预后良好组和预后不良组,预后良好组包括以下各类:神经母细胞瘤,有丝分裂指数为低中度,年龄＜1.5 岁;分化型神经母细胞瘤,有丝分裂指数为低度,年龄 1.5～5 岁;GNB 混合型;GN。预后不良组包括:神经母细胞瘤,有丝分裂指数高级;神经母细胞瘤,有丝分裂指数为中级,年龄 1.5～5 岁;未分化或分化不良型神经母细胞瘤,年龄 1.5～5 岁;所有＞5 岁的神经母细胞瘤;GNB 结节型。

在病理上,除苏木精-伊红染色外,可进一步作免疫组化电镜检查来与其他小圆细胞肿瘤相鉴别,神经母细胞瘤时神经特异性酯酶阳性,电镜下可见典型的致密核,结合于膜上的神经分泌颗粒,在神经纤维网中有微丝和平行排列的微管。

三、临床表现

临床表现与原发部位、年龄及分期相关。65％患儿肿瘤原发于腹腔,大年龄儿童中肾上腺原发占 40％,而在婴儿中只占 25％。其他常见部位为胸腔和颈部。约 10％病例原发部位不明确。约 70％神经母细胞瘤在 5 岁前发病,极少数在 10 岁以后发病。

最常见的症状为不同部位的肿块。原发于腹部时以肾上腺及脊柱两侧交感神经链原发多见,一般在肿块较大时才出现症状,可有腹痛、腹围增大、腰背部饱满、扪及肿块、胃肠道症状。原发于胸腔时有纵隔压迫相关症状及呼吸道症状,如气促、咳嗽等。晚期患者常有肢体疼痛、贫血、发热、消瘦、眼眶部转移。眼眶部转移形成具有特征性的熊猫眼,表现为眼球突出、眶周青紫。其他可有高血压及肿块部位相关压迫症状,如有椎管内浸润压迫时出现运动障碍、大小便失禁等。

神经母细胞瘤主要转移途径为淋巴及血行。在局限性病变患者中约 35％有局部淋巴结浸润,血行转移主要发生于骨髓、骨、肝和皮肤,终末期或复发时可有脑和肺转移,但较少见。婴儿病例就诊时局限性病变、局限性病变伴有局部淋巴结转移、播散性病变分别为 39％、18％和 25％;但在大年龄儿童中分别为 19％、13％和 68％,也即大年龄患儿就诊时多数已处疾病晚期。

四、实验室检查

尽量争取病理活体标本检查以明确诊断及分型。为确定病变范围及临床分期,应作骨髓活体标本检查或涂片,选择骨骼平片、胸片、骨扫描,胸、腹部 CT 或 MRI。影像学所示肿块中常有钙化灶,原发于胸腔时多见于后纵隔脊柱两侧,原发于腹腔时多见于肾上腺或后腹膜脊柱两侧。85％～90％患儿尿中儿茶酚胺代谢产物同型香酸(高香草酸)、香草基杏仁酸(香草扁桃酸)增高。神经母细胞瘤时血乳酸脱氢酶可升高,并与肿瘤负荷成正比。可用荧光原位杂交法检测肿瘤细胞 N-MYC 的扩增情况,如大于 10 倍,常提示预后不良。细胞遗传学检查可发现 1p-。

五、诊断及分期

组织病理学检查是神经母细胞瘤诊断的最重要手段,有时需结合免疫组织化学、电镜以明确诊断。影像学检查发现有与神经母细胞瘤特征相符合的肿块,同时骨髓中发现神经母细胞瘤肿瘤细胞,有明显增高的儿茶酚胺代谢产物(高香草酸或香草扁桃酸)也可作出诊断。如病理诊断有困难时,染色体检查发现有 1p 缺失或 N-myc 扩增支持神经母细胞瘤诊断。

诊断同时应包括分期,美国儿童肿瘤协作组分期系统如下。① Ⅰ期:肿瘤局限于原发器官。② Ⅱ期:肿瘤超出原发器官,但未超过中线,同侧淋巴结可能受累。③ Ⅲ期:肿瘤超过中线,双侧淋巴结可能受累。④ Ⅳ期:远处转移。⑤ Ⅵs期:＜1 岁,原发灶为Ⅰ、Ⅱ期,但有局限于肝、皮肤、骨髓的转移灶。

六、预后

预后与以下因素有关。

(1)分期及年龄为最重要的预后因素,Ⅰ、Ⅱ期,Ⅵs期预后明显优于Ⅲ、Ⅳ期。＜1 岁者明显优于＞2 岁者。晚期大年龄患儿的长期无病生存率仅为 5%～30%。

(2)生物学特征:在神经母细胞瘤中常见有 N-myc 扩增,N-myc 对细胞分裂有正向调节作用,维 A 酸对 N-myc 表达有负向调节作用以致神经母细胞瘤细胞停止增殖并分化,N-myc 扩增＞10 倍为预后不良因素。1p36.3 缺失是易复发的因素,1p 可能有肿瘤抑制因子,即使无 N-myc 扩增,1p36.3 缺失仍有意义。17q 获得时预后差。神经母细胞瘤表达酪胺酸激酶,原肌球蛋白受体激酶家族受体激酶的研究进展较快,预后良好型表达原肌球蛋白受体激酶 A、C;而预后不良型、N-myc 扩增型表达原肌球蛋白受体激酶 B。CD44 是一种黏附分子,在神经母细胞瘤中 CD44 的表达与神经母细胞瘤进展之间的关系恰与其他肿瘤相反,CD44 阳性无病生存率显著高于 CD44 阴性组,CD44 的表达与 N-myc 倍增呈负相关。

(3)病理型别:Shimada 分类中预后不良组预后差。

七、治疗

由于神经母细胞瘤预后差异大,部分患者如小年龄、早期神经母细胞瘤预后明显优于大年龄晚期组,因此应根据患者的预后因素如年龄、分期、N-myc 扩增、1p 缺失等采用分级治疗。早期患者无 N-myc 扩增及 1p 缺失,可仅做手术,手术后随访。而大年龄、晚期,伴有 N-myc 扩增,1p 缺失者需接受强化学治疗和手术,直至骨髓移植。

手术、化学治疗、放射治疗仍为神经母细胞瘤治疗的三大主要手段,根据其临床预后因素采用不同强度的治疗方案。一般对局限性肿瘤主张先手术切除,再化学治疗。而对估计手术不能切除者采用先化学治疗、再手术、再化学治疗或加放射治疗的策略。对神经母细胞瘤敏感的药物有环磷酰胺、长春新碱、Vp-16、卡铂、顺铂、抗肿瘤抗生素(多柔比星)、异环磷酰胺等,各个协作组采用不同药物组合对晚期患者强化学治疗,但预后改善仍未令人满意。

美国儿童癌症研究协作组报道晚期神经母细胞瘤在接受自身骨髓移植后 4 年无进展性疾病生存率为 38%,各项处理方案结果未显示有差别。对 Ⅳ 期具有其他预后不良因素者(如 N-myc 扩增,年龄 >2 岁,诱导治疗未获缓解者),自身骨髓移植组预后要比常规治疗好。异基因移植与自体移植间结果无差异。自体外周血干细胞移植时造血功能恢复要比骨髓干细胞移植快,并且肿瘤细胞污染的机会相对减少。

神经母细胞瘤对放射治疗敏感,但全身放射治疗在干细胞移植预处理方案中的应用尚有争论。神经母细胞瘤的原发部位复发机会较高,因此对 Ⅲ、Ⅳ 期患者仍有主张化学治疗同时采用局部放射治疗,但其有效性不明确。全身照光并不改善预后,对晚期疼痛患者,照光可缓解疼痛。

美国儿童肿瘤协作组对晚期患者在自身干细胞移植后随机分组进行 13-顺维 A 酸治疗研究,一组患者接受 160 mg/(m^2·d),每月用 2 周,共 3～6 月,另一组患者停化学治疗后不用药。结果为接受维 A 酸组 3 年无病生存率为 47%,未接受组为 25%,P =0.013。在 Ⅳ 期患者及高危 Ⅲ 期患者中维 A 酸作用更为明显,分别为 40% 对 22%,和 77% 对 49%。一般 21～28 天为 1 个疗程。

说明:当环磷酰胺剂量 >1.0 g/m^2 时,应水化 1 500～2 000 mL/m^2,并同时给予美斯纳 1～2 次,每次 0.4 g/m^2。使用顺铂时需给予高渗盐水稀释(2～3 张盐水),同时给予水化并补充钙、钾、镁,以防电解质紊乱。多柔比星累积剂量 >320 mg/m^2,需谨慎应用。患者 <1 岁,或 Ⅰ、Ⅱ 期,以 OPEC、OPAC 治疗为主,化学治疗剂量减 25%。

第三章 儿科心血管系统疾病诊治

第一节 先天性心脏病

先天性心脏病的发病率约为 0.7%。轻症可无任何症状或症状不明显,一般是在体格检查时发现心脏杂音的。多数患儿在 3 岁以前,特别是 1 岁以内出现症状,包括体重和身长增长缓慢,活动耐受差,易患肺炎,口唇和甲床发绀,婴儿时期喂养困难、气急、多汗、声音嘶哑等。先天性心脏病可根据有无青紫分成三大类:无青紫型、潜在青紫型和青紫型。

一、室间隔缺损

室间隔缺损是先天性心脏病中最常见的类型,约占总数的 25%。

(一)血流动力学

由于左心室的收缩压显著高于右心室,分流方向为左心室到右心室,室间隔缺损的血流动力学改变与缺损大小及肺血管床状况有关。缺损小时,左向右分流量很小,血流动力学改变不明显。中等大小的室间隔缺损时,有明显的左向右分流,肺动脉压正常或轻度升高;大型的室间隔缺损时,分流量大,肺循环的血流量可为体循环的 3～5 倍。随着病程进展,肺小动脉痉挛,产生动力性肺动脉高压,渐渐引起继发性肺小动脉内膜增厚及硬化,形成阻力性肺动脉高压。左向右分流量显著减少,继而呈现双向分流,其至反向分流,临床上出现发绀,发展成为艾森曼格综合征。

(二)临床表现

1.症状

中型及大型室间隔缺损在新生儿后期及婴儿期即可出现喂养困难、多汗、体重不增、反复呼吸道感染,出生后半年内常发生充血性心力衰竭。

2.体格检查

发现胸骨左缘下方响亮、粗糙的全收缩期杂音,向心前区及后背传导,并有震颤,心尖部伴随较短的舒张期隆隆样杂音。肺动脉第二心音可增强,提示肺动脉高压。当有明显肺动脉高压或艾森曼格综合征时,临床上出现发绀,并逐渐加重。此时心脏杂音往往减轻,肺动脉第二心音显著亢进。小型室间隔缺损多无临床症状。40%左、右心室间隔缺损可能在 3～4 岁自行关闭。膜周部、肌部缺损容易自然愈合。

(三)诊断

根据病史及临床表现和心脏杂音特点多可做出临床诊断,进一步可做心电图、X 线胸片、超声心动图确诊。如有重度肺动脉高压需做心导管检查。

1.心电图

大型缺损为左心室、右心室肥大。

2.X 线检查

大型室间隔缺损,心影呈中度或中度以上增大,肺动脉段明显突出,血管影增粗,搏动强烈,左心室、右心室增大,左心房也增大,主动脉影正常或较小,肺动脉高压以右心室增大为主。

3.超声心动图

二维超声心动图可探查室间隔缺损的部位、大小和数目,结合叠加彩色多普勒心动图还可以明确分流方向、速度。在无肺动脉口狭窄的病例,尚可利用多普勒技术无创性估测肺动脉压力。

4.心导管检查及选择性左心室造影

单纯性室间隔缺损者不需施行创伤性心导管检查。如有重度肺动脉高压、主动脉瓣脱垂、继发性右心室漏斗部狭窄或合并其他心脏畸形时,才需要做心导管检查。

(四)治疗原则

婴儿期间发生的心力衰竭,应用洋地黄、利尿剂、扩血管药物等内科治疗。任何年龄的大型缺损内科治疗无效、婴儿期已出现肺动脉高压、Qp/Qs＞2：1,以及脊上型室间隔缺损等均为外科手术指征。小型室间隔缺损因是感染性心内膜炎(infective endocarditis,IE)的危险因素,也应在学龄前手术修补。如出现艾森曼格综合征则无手术指征。

二、房间隔缺损

房间隔缺损约占先天性心脏病发病总数的10%,是成人时期最常见的先天性心脏病。根据解剖病变部位的不同,可分为3种类型:第1孔型(原发孔)缺损、第2孔型(继发孔)缺损和静脉窦型缺损。房间隔缺损可单独存在,也可合并其他畸形,较常见的为肺静脉异位引流、肺动脉瓣狭窄及二尖瓣裂缺。

(一)血流动力学

房间隔缺损时左向右分流量取决于缺损的大小,两侧心室的相对顺应性和体循环、肺循环的相对阻力。小型房间隔缺损时,两心房压相差无几,分流量小;大型房间隔缺损时,左心房水平大量含氧量高的血流向右心房分流,右心房接受腔静脉回流血量加上左心房分流的血量,导致右心室舒张期容量负荷过重,小部分病例当分流量已超过肺血管床容量的限度,可产生动力性肺动脉高压。

(二)临床表现

1.症状

婴儿期房间隔缺损大多无症状。一般由常规体格检查时闻及心脏杂音而发现此病。儿童期可表现为乏力,活动后气促,易患呼吸道感染。大分流量病例在成人可能发生心力衰竭和发绀。

2.体征

心前区较饱满,右心搏动增强,胸骨左缘第2~3肋间可闻收缩中期Ⅱ~Ⅲ级喷射性杂音。肺动脉瓣区第二心音固定分裂,分流量大时,造成三尖瓣相对狭窄,胸骨左缘下方可闻及舒张期隆隆样杂音。如同时合并二尖瓣脱垂,心尖区可闻及全收缩期或收缩晚期杂音,并向腋下传导。

(三)诊断和鉴别诊断

1.诊断

根据病史及临床表现和心脏杂音特点多可做出临床诊断。进一步可做心电图、X线胸片、超声心动图确诊。一般无须心导管检查。

(1)心电图:电轴右偏,右心室肥大,右侧心前区可有不完全右束支传导阻滞,P-R间期延长,少数可有P波高尖。如果电轴左偏,提示原发孔型房间隔缺损。

(2)X线检查:右心房、右心室、肺动脉均可扩大,肺门血管影增粗,搏动强烈。

（3）超声心动图：右心房、右心室流出道扩大，室间隔与左心室后壁呈矛盾运动或室间隔于收缩期呈异常向前运动。大多数单纯房间隔缺损经超声心动图诊断后，无须心导管检查而可直接行矫治手术。

（4）心导管检查：当临床资料与诊断不一致，或怀疑有肺动脉高压时，需做心导管检查。

2.鉴别诊断

此病需与其他类型先天性心脏病相鉴别。

（四）治疗

单纯性房间隔缺损有明显临床症状或无症状，但肺循环血流量（Qp）为体循环血流量（Qs）的1倍以上者，均应在2～6岁行手术修补治疗，或应用蘑菇伞装置堵闭缺损。婴儿症状明显或并发心力衰竭者可早期施行手术治疗，手术死亡率<1%。

三、动脉导管未闭

动脉导管未闭（patent ductus arteriosus，PDA）为小儿先天性心脏病常见类型之一，占先天性心脏病发病总数的15%。出生后，动脉导管渐渐关闭，经数月到1年，在解剖学上也完全关闭。若持续开放，并产生病理、生理改变，即称动脉导管未闭。

（一）血流动力学

左向右分流量的大小与导管的粗细及主动脉、肺动脉的压差有关。由于主动脉在收缩期和舒张期的压力均超过肺动脉，因而通过未闭动脉导管的左向右分流的血液连续不断，使肺循环及左心房、左心室、升主动脉的血流量明显增加，左心负荷加重。长期大量血流向肺循环的冲击，肺小动脉可有反应性痉挛，形成动力性肺动脉高压；继之管壁增厚硬化导致阻力性肺动脉高压、右心室肥厚，甚至衰竭。当肺动脉压力超过主动脉压时，产生肺动脉血流逆向分流入主动脉，患儿出现差异性发绀，即两下肢发绀较显著，左上肢有轻度青紫，右上肢正常。

（二）临床表现

1.症状

动脉导管细小者临床上可无症状，导管粗大者可有咳嗽、气急、喂养困难及生长发育落后等。

2.体征

胸骨左缘上方有一连续性"机器"样杂音，占整个收缩期与舒张期，于收缩末期最响,杂音向左锁骨下、颈部和背部传导。分流量大者因相对性二尖瓣狭窄而在心尖部可闻及较短的舒张期杂音。肺动脉瓣区第二心音增强,由于舒张压降低,脉压增宽,可出现周围血管体征,如水冲脉、指甲床毛细血管搏动等。

(三)诊断和鉴别诊断

1.诊断

根据病史、临床表现和心脏杂音特点多可做出临床诊断。进一步可做心电图、X 线胸片、超声心动图确诊。一般无须心导管检查。

(1)心电图:分流量大者可有不同程度的左心室、左心房肥大,显著肺动脉高压者左心室、右心室肥厚,严重者甚至仅见右心室肥厚。

(2)X 线检查:动脉导管细者心血管影可正常。分流量大者示心胸比率增大,左心室增大,心尖向下扩张,左心房亦轻度增大,肺血增多,肺动脉段突出,肺门血管影增粗。肺动脉高压时肺门处肺动脉总干及其分支扩大,而远端肺野肺小动脉狭小,主动脉弓正常或凸出。

(3)超声心动图:对诊断极有帮助。可以直接探查到未闭合的动脉导管,脉冲多普勒也可探测到典型的收缩期与舒张期连续性湍流频谱。彩色多普勒可见红色流柱出自降主动脉。

(4)心导管检查:当肺血管阻力增加或疑有其他合并畸形时有必要施行心导管检查,它可发现肺动脉血氧含量较右心室为高。有时心导管可以从肺动脉通过未闭导管插入降主动脉。

(5)心血管造影:逆行主动脉造影对复杂病例的诊断有重要价值,在主动脉根部注入造影剂可见主动脉与肺动脉同时显影,未闭动脉导管也能显影。

2.鉴别诊断

需与其他类型先天性心脏病相鉴别。

(四)并发症

感染性动脉炎、充血性心力衰竭、心内膜炎等是常见的并发症。

(五)治疗原则

为防止心内膜炎,有效治疗和控制心功能不全和肺动脉高压,不同年龄、大小的动脉导管均应手术或经介入方法予以关闭。早产儿动脉导管未闭伴有症状者,生后 1 周内使用吲哚美辛(消炎痛)治疗。采用介入疗法可选择弹簧圈(coil)、蘑菇伞等堵闭动脉导管。

四、肺动脉狭窄

肺动脉狭窄(pulmonary stenosis,PS)是先天性心脏病之一,占先天性心脏病的10%～20%,包括肺动脉瓣狭窄、漏斗部狭窄和肺动脉分支狭窄。其中,以肺动脉瓣狭窄最常见。

(一)血流动力学和病理生理变化

肺动脉狭窄,右心室排血受阻,收缩期负荷加重,致右心室压力增高,右心室出现代偿性增厚,狭窄后的肺动脉压力降低,形成右心室与肺动脉之间的压力阶差。右心室代偿失调后可出现右心衰竭,右心房压力增高。如合并房间隔缺损或卵圆孔未闭,可产生右向左分流,出现发绀。

(二)临床表现

1.症状

症状和狭窄的严重程度及年龄有关。早期可无症状,狭窄较轻者可无症状。主要表现为劳累后气急、乏力、心悸,少数发生水肿、晕厥。

2.体征

轻度狭窄者一般不影响生长、发育。心脏可见心前区隆起,胸骨左缘下方搏动较强。肺动脉瓣区可扪及收缩期震颤,并可闻及Ⅱ～Ⅳ级收缩期喷射性杂音,向颈部传导。肺动脉瓣区第二心音减低。如发生右心室衰竭,可有颈静脉曲张、肝大、下肢水肿。

(三)诊断和鉴别诊断

1.诊断

根据临床表现,X线、心电图、超声心动图检查,一般可明确诊断。右心导管检查可测定右心室与肺动脉之间的压力阶差,结合右心室造影可鉴别有无漏斗部狭窄。

2.鉴别诊断

此病需与其他类型先天性心脏病相鉴别。

(四)治疗原则

轻度狭窄一般可以随访,中重度狭窄首选经心导管球囊扩张肺动脉瓣多可以获得满意疗效。介入治疗效果不佳,合并漏斗部狭窄者可用外科手术治疗。

五、法洛四联症

法洛四联症是存活婴儿中最常见的青紫型先天性心脏病,占先天性心脏病的 10％～15％。法洛四联症由以下 4 种畸形组成。①肺动脉狭窄：以漏斗部狭窄多见，其次为漏斗部和瓣膜合并狭窄。②室间隔缺损（VSD）：多属高位膜周部缺损。③主动脉骑跨：主动脉骑跨于左右两心室之上。④右心室肥厚：为肺动脉狭窄后右心室收缩期阻力负荷增大的结果。

以上 4 种畸形中以肺动脉狭窄最重要。

（一）血流动力学

由于肺动脉口狭窄，血液从右心室进入肺循环受阻，引起右心室的肥厚，右心室压力增高。右心室的静脉血部分射入骑跨的主动脉，导致青紫。同时因肺循环的血流减少，更加重了青紫的程度。由于进入肺循环的血流减少，增粗的支气管动脉与血管间常形成侧支循环。

（二）临床表现

1.症状

在动脉导管关闭前，肺循环血流量减少程度较轻，青紫可不明显。动脉导管的关闭和漏斗部狭窄随年龄增长而逐渐加重，青紫日益明显，并出现杵状指（趾）。因血含氧量下降，活动耐力差，啼哭、情绪激动、体力活动时即可出现气急及青紫加重。患儿多有蹲踞症状，蹲踞时下肢屈曲，使静脉回心血量减少，减轻了心脏负荷。同时下肢动脉受压，体循环阻力增加，使右心室流向主动脉的血流量减少，从而缺氧症状暂时得以缓解。1 岁以内婴儿则喜欢取蜷曲卧位，其道理与蹲踞症状相同。长期缺氧致使指、趾端毛细血管扩张增生，局部软组织、骨细胞、骨组织也增生肥大，随后指（趾）端膨胀如鼓槌状。年长儿常诉头痛、头昏，与脑缺氧有关。婴儿有时在吃奶或哭闹后出现阵发性呼吸困难，严重者可引起突然昏厥、抽搐。这是由于在肺动脉漏斗部狭窄的基础上，突然发生该处肌部痉挛，引起一时性肺动脉口梗阻，使脑缺氧加重所致，称为缺氧发作。此外，可因红细胞增加，血黏稠度高，血流变慢而引起脑血栓，若为细菌性血栓，则易形成脑脓肿。法洛四联症常见并发症为脑血栓、脑脓肿及感染性心内膜炎。

2.体征

体格发育多落后。体格检查时胸骨左缘中部可闻及Ⅱ～Ⅲ级喷射性收缩期杂音，其响度取决于肺动脉狭窄程度。漏斗部痉挛时，杂音暂时消失。肺动脉第二心音均减弱或消失。但主动脉骑跨时位置靠近胸壁，故有时在肺动脉瓣区仅可听到来自主动脉瓣关闭时响亮而单一的第二心音。

(三)诊断和鉴别诊断

1.诊断

根据病史及临床表现和心脏杂音特点多可做出临床诊断,进一步可做心电图、X线胸片、超声心动图确诊。必要时施行心导管检查。

(1)心电图检查:电轴右偏,右心室肥大,狭窄严重者往往出现S-T段和T波异常,亦可见右心房肥大。

(2)X线胸片:心脏大小正常或稍增大,心尖圆钝上翘,肺动脉段凹陷,构成"靴状"心影,肺门血管影缩小,两侧肺野透亮度增加。侧支循环丰富者两肺野呈现网状血管影。

(3)超声心动图:主动脉骑跨于室间隔之上,内径增宽。右心室内径增大,流出道狭窄,右心室壁和室间隔呈对称性增厚。左心室内径缩小。多普勒彩色血流显像可见右心室直接将血液注入骑跨的主动脉。

(4)心导管检查:可测定右心室与肺动脉之间的压力差。将造影剂注于右心室,可见主动脉与肺动脉几乎同时显影。主动脉阴影增粗,且位置偏前、稍偏右。此外,尚可显示肺动脉狭窄的部位和程度以及肺动脉分支的形态。造影对制定手术方案有较大帮助。

2.鉴别诊断

需与其他类型先天性心脏病相鉴别。

(四)治疗

须行根治手术。

第二节　病毒性心肌炎

病毒性心肌炎是病毒侵犯心脏所致的以心肌炎性病变为主要表现的疾病,可伴有心包或心内膜炎症改变。近年来国内发病有增多趋势,是小儿常见的心脏疾病。本病临床表现轻重不一,预后大多良好,少数可发生心力衰竭、心源性休克,甚至猝死。

一、病因

近年来动物实验及临床观察表明,可引起心肌炎的病毒有20余种,其中以柯萨奇 B 组病毒(1～6 型)最常见。另外,柯萨奇 A 组病毒、埃可病毒、脊髓灰质炎病毒、腺病毒、传染性肝炎病毒、流感和副流感病毒、麻疹病毒、单纯疱疹病毒及流行性腮腺炎病毒等也可引起本病。

二、发病机制

本病的发病机制尚不完全清楚。一般认为与病毒直接侵犯心脏和免疫反应有关。①疾病早期,病毒及其毒素可经血液循环直接侵犯心肌细胞,产生变性、坏死。临床上可从心肌炎患者的鼻咽分泌物或粪便中分离出病毒,并在恢复期血清中检出相应的病毒中和抗体有 4 倍以上升高;从心肌炎死亡病例的心肌组织中可直接分离出病毒,用荧光抗体染色技术可在心肌组织中找到特异性病毒抗原,电镜检查可发现心肌细胞有病毒颗粒。这些均强有力地支持病毒直接侵犯心脏的学说。②病毒感染后可通过免疫反应造成心肌损伤。临床观察,往往在病毒感染后经过一定潜伏期才出现心脏受累征象,符合变态反应规律;患者血清中可测到抗心肌抗体增加;部分患者表现为慢性心肌炎,部分可转成扩张性心肌病,符合自身免疫反应;尸体解剖病例免疫荧光检查在心肌组织中有免疫球蛋白(IgG)及补体沉积。以上现象说明本病的发病机制中还有变态反应或自身免疫参与。

三、临床表现

发病前 1～3 周常有呼吸道或消化道病毒感染史,患者多有轻重不等的前驱症状,如发热、咽痛、肌痛等。

临床表现轻重不一,轻型患儿一般无明显自觉症状,仅表现心电图异常,可见期前收缩或 ST-T 改变。心肌受累明显时,可有心前区不适、胸闷、气短、心悸、头晕及乏力等症状,心脏有轻度扩大,伴心动过速、心音低钝或奔马律,心电图可出现频发期前收缩、阵发性心动过速或二度以上房室传导阻滞,可导致心力衰竭及昏厥等。反复心力衰竭者,心脏明显扩大,可并发严重心律失常。重症患儿可突然发生心源性休克,表现为烦躁不安、面色苍白、皮肤发花、四肢湿冷、末梢发绀、脉搏细弱、血压下降、闻及奔马律等,可在数小时或数天内死亡。

体征主要为心尖区第一音低钝,心动过速,部分有奔马律,一般无明显器质性杂音,伴心包炎者可听到心包摩擦音,心界扩大。危重病例可有脉搏微弱、血压下降、两肺出现啰音及肝脏肿大,提示循环衰竭。

四、辅助检查

(一)心电图检查

心电图检查常有以下几种改变:①ST 段偏移,T 波低平、双向或倒置;②QRS低电压;③房室传导阻滞或窦房传导阻滞、束支传导阻滞;④各种期前收缩,以室性期前收缩最常见,也可见阵发性心动过速、房性扑动等。

(二)X 线检查

轻者心脏大小正常,重者心脏向两侧扩大,以左侧为主,搏动减弱,可有肺淤血或肺水肿。

(三)心肌酶测定

血清肌酸磷酸激酶(CK)早期多有增高,其中以来自心肌的同工酶(CK-MB)特异性强,且较敏感。血清谷草转氨酶(AST)、d-羟丁酸脱氢酶(d-HBDH)、乳酸脱氢酶(LDH)在急性期也可升高,但恢复较快,其中乳酸脱氢酶特异性较差。

(四)病原学诊断

疾病早期可从咽拭子、咽冲洗液、粪便、血液、心包液中分离出病毒,但需结合血清抗体测定才有意义。恢复期血清抗体滴度比急性期增高 4 倍以上或病程早期血中特异性 IgM 抗体滴度在 1∶128 以上均有诊断意义。应用聚合酶链反应(PCR)或病毒核酸探针原位杂交法自血液中查到病毒核酸可作为某一型病毒存在的依据。

五、诊断

1999 年 9 月在昆明召开的全国小儿心肌炎心肌病学术会议对病毒性心肌炎诊断标准进行了重新修订。

(一)临床诊断依据

(1)心功能不全、心源性休克或心脑综合征。

(2)心脏扩大(X 线、超声心动图检查具有表现之一)。

(3)心电图改变:以 R 波为主的 2 个或 2 个以上主要导联(Ⅰ、Ⅱ、aVF,V_5)ST-T 改变持续 4 周以上伴动态变化,出现窦房、房室传导阻滞,完全性右束支或左束支传导阻滞,成联律、多形、多源、成对或并行期前收缩,非房室结及房室折返引起的异位心动过速,低电压(新生儿除外)及异常 Q 波。

（4）血清 CK-MB 升高或心肌肌钙蛋白（cTnI 或 cTnT）阳性。

（二）病原学诊断依据

1.确诊指标

自患儿心内膜、心肌、心包（活检、病理）或心包穿刺液中发现以下之一者可确诊为病毒性心肌炎：①分离到病毒；②用病毒核酸探针查到病毒核酸；③特异性病毒抗体阳性。

2.参考指标

有以下之一者结合临床可考虑心肌炎系病毒引起。①自患儿粪便、咽拭子或血液中分离到病毒，且恢复期血清同型抗体滴度较第 1 份血清升高或降低 4 倍以上。②病程早期患儿血清型特异性 IgM 抗体阳性。③用病毒核酸探针自患儿血中查到病毒核酸。

如具备临床诊断依据 2 项，可临床诊断。发病同时或发病前 2～3 周有病毒感染的证据支持诊断。①同时具备病原学确诊依据之一者，可确诊为病毒性心肌炎。②具备病原学参考依据之一者，可临床诊断为病毒性心肌炎。③凡不具备确诊依据，应给予必要的治疗或随诊，根据病情变化，确诊或除外心肌炎。④应除外风湿性心肌炎、中毒性心肌炎、先天性心脏病、结缔组织病以及代谢性疾病的心肌损害、甲状腺功能亢进症、原发性心肌病、原发性心内膜弹力纤维增生症、先天性房室传导阻滞、心脏自主神经功能异常、β-受体功能亢进及药物引起的心电图改变。

六、治疗

本病目前尚无特效疗法，可结合病情选择下列处理措施。

（一）休息

急性期至少应休息到热退后 3～4 周，有心功能不全及心脏扩大者应绝对卧床休息，以减轻心脏负担。

（二）营养心肌及改善心肌代谢药物

1.大剂量维生素 C 和能量合剂

维生素 C 能清除氧自由基，增加冠状动脉血流量，增加心肌对葡萄糖的利用及糖原合成，改善心肌代谢，有利于心肌炎恢复，一般每次 $100\sim150$ mg/kg 加入 10% 葡萄糖注射液静脉滴注，1 次/天，连用 15 天。能量合剂有加强心肌营养、改善心肌功能的作用，常用三磷酸腺苷（ATP）、辅酶 A、维生素 B_6 与维生素 C 加入 10%葡萄糖注射液中一同静脉滴注。因 ATP 能抑制窦房结的自律性,抑制房室传导,故心动过缓、房室传导阻滞时禁用。

2.泛癸利酮(辅酶 Q_{10})

泛癸利酮有保护心肌作用,每次 10 mg,3 岁以下 1 次/天,3 岁以上 2 次/天,肥胖年长儿 3 次/天,疗程 3 个月。部分患者长期服用可致皮疹,停药后可消失。

3.1,6-二磷酸果糖(FDP)

FDP 是一种有效的心肌代谢酶活性剂,有明显保护心肌代谢作用。150～250 mg/(kg·d)静脉滴注,1 次/天,10～15 天为 1 个疗程。

(三)维生素 E

维生素 E 为抗氧化剂,小剂量短疗程应用,每次 5 mg,3 岁以下 1 次/天,3 岁以上 2 次/天,疗程 1 个月。

(四)抗生素

急性期应用青霉素清除体内潜在细菌感染病灶,20 万 U/(kg·d)静脉滴注,疗程 7～10 天。

(五)肾上腺皮质激素

在病程早期(2 周内),一般病例及轻型病例不主张应用,因其可抑制体内干扰素的合成,促进病毒增殖及病变加剧。对合并心源性休克、心功能不全、心脏明显扩大、严重心律失常(高度房室传导阻滞、室性心动过速)等重症病例仍需应用,有抗炎、抗休克作用,可用地塞米松 0.2～1 mg/kg 或氢化可的松 15～20 mg/kg 静脉滴注,症状减轻后改用泼尼松口服,1～1.5 mg/(kg·d),逐渐减量停药,疗程 3～4 周。对常规治疗后心肌酶持续不降的病例可试用小剂量泼尼松治疗,0.5～1 mg/(kg·d),每 2 周减量 1 次,共 6 周。

(六)积极控制心力衰竭

由于心肌炎患者对洋地黄制剂极为敏感,易出现中毒现象,故多选用快速或中速制剂,如毛花苷 C(西地兰)或地高辛等,剂量应偏小,饱和量一般用常规量的 1/2～2/3,洋地黄化量时间不能短于 24 小时,并需注意补充氯化钾,因低钾时易发生洋地黄中毒和心律失常。

(七)抢救心源性休克

静脉推注大剂量地塞米松 0.5～1 mg/kg 或大剂量维生素 C 200～300 mg/kg 常可获得较好效果。及时应用血管活性药物,如多巴胺[(1 mg/kg 加入葡萄糖注射液中用微泵 3～4 小时内输完,相当于5～8 mg/(kg·min)]、间羟胺(阿拉明)等可加强心肌收缩力、维持血压及改善微循环。持续氧气吸入,烦躁者给予苯巴比妥、地西泮(安定)或水合氯醛等镇静剂。适当输液,维持血液循环。

(八)纠正心律失常

对严重心律失常除上述治疗外,应针对不同情况及时处理。①房性或室性期前收缩:可口服普罗帕酮(心律平)每次 5～7 mg/kg,每隔 6～8 小时服用1次,足量用 2～4 周。无效者可选用胺碘酮(可达龙),5～10 mg/(kg·d),分 3 次口服。②室上性心动过速:普罗帕酮每次 1～1.5 mg/kg加入葡萄糖注射液中缓慢静脉推注,无效者 10～15 分钟后可重复应用,总量不超过5 mg/kg。③室性心动过速:多采用利多卡因静脉滴注或推注,每次 0.5～1.0 mg/kg,10～30 分钟后可重复使用,总量不超过5 mg/kg。对病情危重,药物治疗无效者,可采用同步直流电击复律。④房室传导阻滞:可应用肾上腺皮质激素消除局部水肿,改善传导功能,地塞米松 0.2～0.5 mg/kg,静脉注射或静脉滴注。心率慢者口服山莨菪碱(654-2)、阿托品或静脉注射异丙肾上腺素。

第三节 心 律 失 常

一、窦性心动过速

(一)临床要点

窦性心动过速指窦房结发出激动的频率超过正常心率范围的上限。其原因有生理性,如哭闹、运动、情绪紧张等;病理性主要有发热、贫血、甲状腺功能亢进、心肌炎、风湿热、心力衰竭等。一般无临床症状,年长儿有时可诉心悸。

(二)心电图特征

窦性心律,心率超过该年龄正常心率范围。婴儿心率每分钟大于 140 次,1～6 岁心率每分钟大于120 次,6 岁以上心率每分钟大于 100 次。

(三)治疗

心律失常主要针对病因。有症状者可用 β 受体阻滞剂或镇静剂。

二、窦性心动过缓

(一)临床要点

窦性心动过缓指窦房结发出激动的频率低于正常心率。多由于迷走神经张力过高、颅内压增高、甲状腺功能减退、β受体阻滞剂作用所致,少数为窦房结本身的病变。一般无症状,心率显著缓慢时可有头晕、胸闷,甚至晕厥。

(二)心电图特征

窦性心律,心率低于该年龄正常心率范围;1岁以内(婴儿)心率每分钟小于100次,1～4岁每分钟小于80次,3～8岁每分钟小于70次,8岁以上每分钟小于60次。

(三)治疗

治疗主要针对病因。心率明显缓慢或有症状者,可口服阿托品,剂量每次0.01～0.02 mg/kg,每天3～4次。

三、期前收缩

按其期前收缩起源部位的不同分为房性、房室交界区性及室性期前收缩。期前收缩既可见于明确病因,如各种感染、器质性心脏病、缺氧、药物作用及自主神经功能不稳定等,也可见于健康小儿。

(一)临床特点

多数小儿无症状,少数有心悸、胸闷、心前区不适。心脏听诊可听到心跳提早搏动之后有较长的间歇,脉搏短绌。期前收缩于运动后增多,提示同时有器质性心脏病。

(二)心电图特征

1.房性期前收缩

(1)提前出现的房性P波(P'波),P'波形态与窦性P波略有不同。P'-R>0.10秒。

(2)P'波后有QRS波,一般形态正常,P'引起QRS波有时增宽变形,似右束支传导阻滞图形称房性期前收缩伴室内差异性传导。

(3)P'波后无QRS波时称房性期前收缩未下传,P'波可出现在前一个窦性T波中,T波形态轻度异常。

(4)期前收缩后代偿间歇多为不完全性。

2.房室交界区性期前收缩

（1）提前出现的 QRS 波,形态正常。

（2）在 QRS 波之前、中或后有逆行 P′波,但 P′-R＜0.10 秒,QRS 波之后则 RP′＜0.20 秒。

（3）代偿间期往往为不完全性。

3.室性期前收缩

（1）提前出现的宽大畸形 QRS-T 波群,期前收缩前无 P′波;T 波与 QRS 主波方向相反。

（2）代偿间歇常为完全性。

（3）同一导联出现两种或两种以上形态的期前收缩,而配对间期固定者称多形性期前收缩。

（4）若同一导联出现两种或两种以上形态的期前收缩,且配对间期也不相等者称多源性期前收缩。

室性期前收缩有以下情况应视为器质性期前收缩:①先天性或后天性心脏病基础上出现期前收缩或心功能不全出现期前收缩。②室性期前收缩、房性期前收缩或房室交界性期前收缩同时存在。③心电图同时有 Q-T 间期延长或 R-ON-T 现象(提前的 QRS 波落在 T 波上)。④有症状的多源、频发期前收缩,特别是心肌炎、心肌病等患者。对判断器质性室性期前收缩有困难时,应进行 24 小时动态心电图检测。

（三）治疗

治疗包括病因治疗和应用抗心律失常药。

1.房性期前收缩

大多数偶发、无症状者属良性,不需药物治疗。如频发者可给予普罗帕酮(心律平)或 β 受体阻滞剂。1 岁以内的婴儿频发房性期前收缩,易发生心房扑动和室上性心动过速,可用地高辛,无效时可加用普萘洛尔(心得安)。

2.房室交界区性期前收缩

不需特殊治疗。

3.室性期前收缩

未发现器质性心脏病又无症状者不需用抗心律失常药。有器质性期前收缩应予治疗。可选用美西律(慢心律)口服,每天 2～5 mg/kg,每 8 小时 1 次。普罗帕酮每次 5～7 mg/kg,每 6～8 小时 1 次口服。胺碘酮每天 5～10 mg/kg,分 3 次,口服 1～2 周后逐渐减量至原来的 1/3,每天 1 次,服 5 天,停 2 天。普萘洛尔每天1～3 mg/kg,分 3 次。洋地黄中毒和心脏手术后发生的室性期前收缩,选用苯妥英钠每次2～4 mg/kg,缓慢静脉注射,可于 15～20 分钟后重复 1 次,总量为 15 mg/kg。肥厚性心肌病的室性期前收缩,用钙通道阻滞剂维拉帕米(异搏定),每天1～3 mg/kg,分 3 次口服。

四、阵发性室上性心动过速

阵发性室上性心动过速的发生机制多数为折返激动,其次为心房或房室结自律性增高。室上性心动过速多见于无器质性心脏病者,可因呼吸道感染、疲劳、情绪激动等诱发。室上性心动过速也可发生于某些器质性心脏病、心肌炎、洋地黄中毒、电解质紊乱、心导管检查及心脏手术后。预激综合征的患儿50%～90%可发生阵发性室上性心动过速。

(一)临床要点

1.症状

阵发性室上性心动过速突然发生突然停止,婴儿常烦躁不安、拒食、呕吐、面色灰白、呼吸急速,肺部有啰音,心率每分钟 200～300 次,一次发作数秒钟或数小时,如发作时间长达 24 小时以上可导致心力衰竭或休克,易误诊为重症肺炎。儿童常诉心悸、头晕、疲乏、烦躁,伴有恶心、呕吐、腹痛,少数可有短暂昏厥,但较少发生心力衰竭和休克。

2.心电图特征

(1)心室率快而匀齐,婴儿常为每分钟 230～300 次,儿童常为每分钟 160～200 次,R-R 间期绝对匀齐。

(2)P′波可与 QRS 波重叠,若见到 P′波形态异常,为逆行 P′波。

(3)QRS 波群绝大多数形态正常,少数合并室内差异传导或逆向型房室折返心动过速时 QRS 波增宽。

(4)可有继发 ST-T 改变。

(二)治疗

治疗包括终止发作和预防复发。

1.终止发作

(1)用兴奋迷走神经的方法:小婴儿用冰水毛巾敷面部,每次 10～15 秒。儿童可深吸气屏住呼吸;刺激咽后壁,使作呕;或压迫一侧颈动脉窦。

(2)抗心律失常药:①普罗帕酮。对折返性心动过速和自律性增高均有效,剂量为1～2 mg/kg加入 10%葡萄糖注射液 10 mL 中缓慢静脉注射。首剂未转复者,隔 10 分钟可重复,不可超过 3 次。有心力衰竭或传导阻滞者忌用;②维拉帕米。为钙通道阻滞剂,通过延长房室结不应期而阻断折返。若年龄＞1 岁,未并发心力衰竭者可选用。剂量为 0.1～0.2 mg/kg,1 次量不超过 5 mg,加入葡萄糖注射液中缓慢静脉注射。未转复者隔 15～20 分钟可重复 1 次,有心力衰竭、低血压、房室传导阻滞者忌用;③三磷酸腺苷(ATP)。婴儿每次 3～5 mg,儿童每次 7～15 mg,加入 10％葡萄糖 1～5 mL 中于 2 秒内快速静脉推注。有时此药伴严重不良反应,如心脏停搏;④地高辛。有心力衰竭者宜选用,用量与治疗急性心力衰竭相同;⑤普萘洛尔。剂量为 0.1 mg/kg 加 10％葡萄糖注射液稀释,缓慢静脉注射。

(3)同步直流电击复律。

(4)射频消融术:对上述药物治疗难奏效或频繁复发者可用射频消融术治疗。

2.预防复发

在终止发作后继续口服药物,常用药物有地高辛、普萘洛尔、普罗帕酮、胺碘酮等,口服维持量6～12 个月。

五、阵发性室性心动过速

阵发性室性心动过速(ventricular tachycardia,VT)是一种严重的快速心律失常,可导致血流动力学障碍。根据波形特征,分单形和多形性室性心动过速。每次发作时间 30 秒内自行终止为非持续性室性心动过速;大于 30 秒或患者发生晕厥者为持续性室性心动过速。

(一)临床意义

室性心动过速急性多见于缺氧、酸中毒、感染、药物、高(低)血钾,慢性多见于有器质性心脏病者,如心肌炎、心肌病、二尖瓣脱垂、原发心脏肿瘤、Q-T 间期延长、心导管检查及心脏手术后、冠状动脉起源异常、右心室发育不全。少数小儿原因不明。特发性室性心动过速无器质性心脏病的临床证据,用射频消融治疗有效。

(二)诊断

1.临床表现

临床表现有突发、突止的特点,症状常有发作性头晕、心悸、疲乏、心前区疼痛,严重者可晕厥、抽搐或猝死。婴儿易出现心力衰竭或休克。

2.心电图特征

(1)连续 3 次或 3 次以上的期前 QRS 波群,时限增宽,形态畸形,心室率每分钟 150~250 次,R-R 间期可略有不齐。

(2)房室分离,可见窦性 P′波与 QRS 波各自独立,无固定时间关系,呈干扰性房室脱节,心室率快于心房率。

(3)常出现心室夺获及室性融合波。

3.治疗

治疗包括终止室性心动过速发作,预防室性心动过速复发。

(1)消除病因:如药物不良反应、电解质紊乱等。

(2)危重患儿首选同步直流电击复律,用量为 2~5 ws/kg,婴儿每次 <50 ws,儿童每次 <100 ws,无效者隔 20~30 分钟重复 1 次。洋地黄中毒者忌电击治疗。

(3)抗心律失常药物。

利多卡因:首选,剂量 1 mg/kg,稀释后缓慢静脉注射。无效者隔 5~10 分钟可重复 1 次,总量 3~5 mg/kg。室性心动过速纠正后每分钟 20~30 μg/kg 静脉滴注维持。

普罗帕酮:1~2 mg/kg,稀释后缓慢静脉注射。无效可重复 1~3 次。

苯妥英钠:2~4 mg/kg 加生理盐水稀释后缓慢静脉注射,无效可重复 1~3 次,总量为 15 mg/kg。其对洋地黄中毒及心脏手术者效果较好。

胺碘酮:对上述药物无效的顽固性室性心动过速可采用胺碘酮,每次 1 mg/kg,静脉注射 10 分钟,无效隔 5~10 分钟重复同样剂量,总量 24 小时 <10 mg/kg。或用负荷量 2.5~5 mg/mg,静脉注射 30~60 分钟,可重复 1 次,总量 24 小时 ≤10 mg/kg。

(4)射频消融术:对顽固病例并被证实为折返激动所致,尤其是特发性室性心动过速可用射频消融治疗。

(5)预防复发:对有复发倾向者可口服普罗帕酮、普萘洛尔、胺碘酮等有效药物。

六、房室传导阻滞

房室传导阻滞(atrial-ventricular block,AVB)是小儿较常见的缓慢性心律失常,按房室传导阻滞的程度可分为一、二、三度房室传导阻滞。病因有急性感染、心肌炎、心肌病、电解质紊乱、洋地黄或其他药物中毒及心脏手术等。少数为先天性房室结发育畸形或胎儿期房室结病变所致,称先天性完全性房室传导阻滞。一度和二度1型可为迷走神经张力增高所致。

(一)一度房室传导阻滞

1.临床要点

一度房室传导阻滞临床一般无症状,听诊第一心音低钝。有时健康小儿亦可出现一度房室传导阻滞。

2.心电图特征

P-R 间期超过正常最高值,即 1 岁内 P-R＞0.14 秒,学龄前 P-R＞0.16 秒,学龄期 P-R ＞0.18 秒,青春期P-R＞0.20秒。其正常值与心率有关。

3.治疗

针对病因治疗,不需用抗心律失常药。随着病因的消除,一度房室传导阻滞可消失。

(二)二度房室传导阻滞

1.临床要点

二度房室传导阻滞的临床症状视传导阻滞的严重程度及心室率的快慢而定,可无症状或有心悸、头晕等。

2.心电图特征

二度房室传导阻滞分为Ⅰ型(莫氏Ⅰ型)和Ⅱ型(莫氏Ⅱ型)。

(1)二度Ⅰ型:①P-R 间期随每次心搏逐次延长,直至 P′波后脱落一个 QRS 波群(心室漏搏)。周而复始,呈规律性改变。②P-R 间期逐次延长的同时,R-R 间期逐次缩短,续以一个较长的 R-R 间期。③伴有心室漏搏的长 R-R 间期小于任何 2 个 R-R 间期之和。

(2)二度Ⅱ型:①P-R 间期正常或稍延长,但固定不变。②P′波按规律出现,QRS 波呈周期性脱落,伴有心室漏搏的长 R-R 为短 R-R 间隔的倍数。③房室间传导比例多为 2∶1 或 3∶1 下传。

3.治疗

主要针对病因治疗,二度Ⅰ型是暂时的,多可恢复,而二度Ⅱ型可逐渐演变为三度房室传导阻滞。

(三)三度(完全性)房室传导阻滞

1.临床特征

三度(完全性)房室传导阻滞除有原发病、病毒性心肌炎、先天性心脏病等的表现外,婴儿心率每分钟<80 次,儿童每分钟<60 次。当心室率每分钟<40 次时有疲乏、无力、眩晕,严重者可发生阿-斯综合征或心力衰竭。

2.心电图特征

(1)P 波与 QRS 波无固定关系,心室率慢于心房率。

(2)QRS 波群形态与阻滞部位有关。若起搏点在房室束分支以上,QRS 波群不宽。若起搏点在希氏束以下,QRS 波群增宽。

3.治疗

(1)无症状先天性者不需治疗。

(2)病因治疗:如心肌炎或手术暂时损伤者,用肾上腺皮质激素治疗。

(3)提高心率:阿托品每次 0.01～0.03 mg/kg,每天 3～4 次,口服或皮下注射。异丙基肾上腺素加入 5％葡萄糖注射液按每分钟 0.1～0.25 μg/kg,静脉滴注,或用 5～10 mg 舌下含服。

(4)放置人工起搏器的适应证:①阿-斯综合征或伴心力衰竭。②心室率持续显著缓慢,新生儿每分钟<55 次,婴儿每分钟<50 次,儿童每分钟<45 次。③室性心动过速心律失常,阻滞部位在希氏束以下。④对运动耐受量低的患儿。

第四节　心　肌　梗　死

小儿心肌梗死(myocardial infarction,MI)由 Stryker 于 1946 年首先描述。近年来,小儿 MI 实际发病率及检出率均较前显著增加,已成为小儿猝死的重要病种之一。从出生后第一天至青少年期,健康儿或有基础疾病者,均可发生 MI。有资料表明,未经手术的先天性心脏病患儿尸解证实近 75％有 MI 的证据,无先天性心脏病小儿尸解发现冠状动脉病变为主要死因者占总数的 2％以上。

一、病因

病因与年龄相关。

(一)新生儿期

先天性心脏病,特别是冠状动脉起源异常是此期致 MI 最重要的因素。冠状动脉起源异常发生率为 1％～2％,多数患儿无临床表现。Lipsett 等分析 7 857 例重要冠状动脉异常(ACAS)死亡小儿后指出,最常见的 ACAS 为冠状动脉异位起源于主动脉(43％)与冠状动脉左前降支发自肺主动脉(ALCAPA,Bland-White-Garland综合征)(40％),ALCAPA小儿常在出生后第1年内发生充血性心力衰竭,多于出生后14年内死亡。ACAS死亡病例中45％为猝死,部分存活至青少年期者遗留陈旧性MI,全部病例均有前外侧壁近端的铊201(TL-201)灌注异常。右冠状动脉异常以先天性瘘管多见。

次常见原因有肺动脉闭锁而室间隔完整者、永存动脉干、大动脉转位及修复后等;少见原因如心内膜弹力纤维增生症、冠状动脉中层钙质沉着。日本1970～1995年全国105 755例川崎病患儿中1％～2％猝死,猝死主要原因为MI,尸检证明为冠状动脉血栓性脉管炎和动脉瘤破裂,年龄≤30天龄者6例,最小发病日龄为20天。

(二)一岁至青春期前

川崎病很可能是此期MI的最重要病因,亚裔小儿更易罹患。发病的第7天起即可检出冠状动脉异常扩张,其中的15％～25％患儿发展为冠状动脉瘤,近70％小儿的动脉瘤在1～2年消退。MI发生率为1.9％,通常发生于患病后第一年(72.8％),其中39.5％发生在患病后3个月内。63％于休息或睡眠时发病,14％于玩耍、活动、走路时发病。22％的患者在第一次MI期间死亡。发病10天内大剂量免疫球蛋白联合阿司匹林治疗较单用阿司匹林使冠状动脉病变发生率由20％降至4％,10％的个体对该方案无效应。日本全国范围的调查发现,本病复发率约3％,12.2％的复发者伴心脏并发症,以男性、首次发病有心脏并发症者为主,但复发者无一例为MI。

其他非外科病因常见有:心肌病、心肌炎(含风湿性心肌炎)、胶原血管性疾病(特别是系统性红斑狼疮、高安病、结节性动脉炎);次常见者包括肾病综合征、隐伏的恶性肿瘤(尤其是淋巴瘤纵隔放疗后)、败血症、William综合征(主动脉瓣上狭窄)、感染性心内膜炎、同型半胱氨酸血症,以及甲型血友病以凝血酶原复合物浓缩剂或Ⅷ因子抑制物旁路活性(FEIBA)治疗者、特发性心内膜下MI。某些非常罕见的病因有遗传性疾病如早老症、弹性纤维假黄瘤、黏多糖病、Fabry病、尿黑尿酸症、Hurler综合征、糖原累积病Ⅱ型及冠状动脉肌纤维发育不良、主动脉瓣乳头肌弹性纤维瘤继发MI、衣原体肺炎、幽门螺杆菌感染,有报道一名11岁西班牙裔男童因痉挛性喉炎(croup)吸入消旋肾上腺素后20分钟发生MI。

部分手术或创伤后导致MI的原因包括在体外循环时冠状动脉灌注不良、心脏移植并发症如排异、钝性胸部创伤。曾报道一接受骨髓移植的7岁小儿发生曲菌性全心炎,其冠状动脉见曲菌栓塞而继发急性大面积MI。

(三)青少年

MI 的病因除下列三点外与儿童类似:①川崎病在该年龄组发病较少;②应考虑有无吸食可卡因或嗅吸胶水的可能;③冠状动脉粥样硬化是否致小儿 MI 仍有争议,但已知纯合子型家族性高胆固醇血症(发病率为 1/100 万)、家族性混合性高脂血症、低脂蛋白血症、高载脂 B 脂蛋白血症者,其冠状动脉病变早发,并在 20 岁前即可发生 MI。对青少年(平均 16 岁)杂合子型高胆固醇血症(发病率 1/500)患者以 TL-201 扫描提示 22% 的病例伴 MI。某些烟雾病患儿也可发生 MI。

二、临床表现

其常见症状如哭闹、难以哺喂、呼吸困难、呕吐、绞痛、易激惹、休克等。4 岁以下患儿 17%,而 4 岁以上 83% 主诉有胸痛、胸部压榨感。研究发现小儿胸痛部位及放射较疼痛性质对心绞痛诊断有帮助,因为小儿往往将疼痛描述为锐痛,且对此复述时有出入。疼痛放射至左肩者则更可能是心源性。摩擦音、颈静脉扩张被认为是有高度特异性的体征,而发绀、大汗、灌注不良、心动过速、啰音、焦虑等提示 MI 的敏感程度尚难确定。MI 小儿常伴发心律失常,可有上腹痛、腹部压痛、晕厥及易疲劳等不同的表现形式。由于移植后的心脏已失去神经支配,故缺血不表现为胸痛,而是咳嗽、充血性心力衰竭、心律失常或猝死。

三、辅助检查

(一)心电图(ECG)检查

小儿 MI 的 ECG 表现与成人并无大异,但正常变异时的 T 波改变、先天性心脏病者的 ECG 可类似于 MI。小儿 MI 的 ECG 诊断指标:①除 aVR 外任一导联,尤其是 I、aVL、V_5、V_6 导联,ST 段改变>2 mV,ST 在任一导联抬高,其对应导联 ST 段压低;②异常 Q 波;③异常 T 波倒置;④室性心律失常,特别是室性心动过速;⑤QTc>0.48 秒;⑥心肌肥厚可能提示先天性心脏病,且是 MI 的一个危险因子。

川崎病小儿 MI 的 Q 波振幅和持续时间(≥0.04 秒)对诊断特异性为 97%~100%,Q 波振幅单项指标有 86% 的特异性,Q 波间期因 MI 发生部位不同其灵敏度及特异性有差异,如下壁者较低,前壁则可高达 88%。但要与非缺血的病理状态时的 Q 波改变相鉴别,如"容量负荷过重"所致左心室肥厚者的 V_5~V_6 导联、所致右心室肥厚者的 V_1~V_2 导联均可有宽大 Q 波。婴幼儿 I、aVL 或

$V_5 \sim V_7$ 任一导联出现宽大 Q 波均提示左冠状动脉的起源异常,其他 Q 波 >0.12 秒者尚须考虑心肌炎、心肌纤维化、肥厚型心肌病、Duchenne 肌营养不良性心肌病、心内膜弹力纤维增生症,尤其是特发性主动脉下闭锁等。

ST 段除 avR 导联抬高 >2 mV 应考虑急性 MI,小儿急性 MI,ST 段与 T 波前肢形成弓背向上抬高 ST 段压低通常特异性较低,但出现与对应导联呈近乎 $180°$ 相反方向"镜像"关系时对确定梗死部位有重要意义,强烈提示 MI。后壁心梗可无 ST 段抬高,而仅有 V4R $\sim$ V2 导联的 ST 段压低。

Ⅱ、Ⅲ、aVF 倒置对下壁心梗诊断有很高的特异性和敏感性,如同时见深的 Q 波,伴或不伴 T 波倒置,亦能提示 MI。

小儿 MI 室性心律失常较之成人并发症的发生更为常见,以室性心动过速、心室颤动为主,死亡率为 80%。

应用信号平均心电图后电位技术评价小儿心肌缺血及 MI,应用 VCM-3000 系统,用一频带为 $40 \sim 300$ Hz 的滤波器,将 200 次电位叠加、平均与记录,检查经 TI-201 心脏扫描证实的有无心肌缺血及 MI 的滤波后 QRS 间期(f-QRSd,ms)、滤波后均方根电压(RMS,μV)和 QRS 终末 40 μV 以下低振幅的间期(LAS,ms),按体表面积(BSA,m^2)分成 4 组。发现当 BSA<0.3 m^2 时如 f-QRSd>95 ms,RMS <30 μV,LAS>25 ms;当 BSA0.3 $\sim$ 0.5 m^2 时 f-QRSd>110 ms,RMS <251 μV,LAS>30 ms;当 BSA0.5$\sim$1.2 m^2 时 f-QRSd >115 ms,RMS<20 μV,LAS >30 ms;当 BSA$\geq$1.2 m^2 时 f-QRSd>125 ms,RMS<20 μV,LAs>30 ms 时,均可认为是阳性后电位。其阳性率在无冠脉损害组为 0,缺血组为 56.3%,陈旧性 MI 组为 69.2%,特异性及灵敏度远高于以成人标准用于小儿者,且重复性为 100%。对难以行心血管造影检查的婴幼儿患者不失为替代方法之一。

(二)实验室检查

1.心肌酶谱(CK-MB、SGOT、LDH)

CK-MB 在评估 MI 有一定参考价值。有报道 CK-MM3/MM1 异构体在 MI 胸痛发作时即升高,$2 \sim 6$ 小时达峰值,且易于检测。

2.心肌钙蛋白Ⅰ及 T

心肌钙蛋白Ⅰ及 T 均有显著升高,尤以前者更特异、更灵敏(两者均近乎 100%)、窗口期更长。

(三)器械检查

(1)TL-201 闪烁照相或 TL-201 单光子发射体层成像(SPECT)即使在小婴

儿亦能提示心脏某部位的灌注或摄取缺欠、心肌坏死,且可鉴别充血性心肌病的病因。若由 AL-CAPA 所致者,则有灌注异常;若为其他因素所致,则灌注正常或造影剂不规则广泛分布。宫川等提出双嘧达莫-TI-201SPECT 对川崎病心脏并发症(含 MI)的诊断与长期随访安全、有效。

(2)电影磁共振通过快速连续放映,可了解心脏及瓣膜的活动情况。MRI 亦可作出 MI 诊断。

(3)二维/三维心脏超声:借以了解心室壁的运动情况及是否存在室壁瘤、二尖瓣反流。仔细观察也可发现冠状动脉的异常和乳头肌梗死。

(4)心血管造影能提示冠状动脉有无栓塞、闭锁、扩张及冠状动脉瘤和心脏的情况,儿科尤其是婴幼儿应用有一定局限性。

四、诊断与鉴别诊断

目前尚无小儿 MI 统一的诊断标准,根据文献,宜从以下诸方面考虑本病的诊断。①病史:有无提示 MI 的基础疾病,如既往有心力衰竭样表现,既往如有胸部创伤及创伤后 ECG 表现,免疫紊乱及是否服用肾上腺皮质激素或免疫抑制剂,是否接受过雄激素治疗,有无相关手术史(如房室分流术后引流管闭塞致颅内压增高),有无毒蜘蛛(如黑寡妇蜘蛛或棕色寡妇蜘蛛)叮咬史;②家族史:有无心血管病危险因素(脂蛋白异常、高血压、肥胖、Ⅰ级亲属心绞痛、MI 病史等);③症状、体征;④相关检查:ECG、心肌酶谱、心肌钙蛋白、心脏超声、TL-201 及心血管造影。

符合 1～3 者可拟诊,结合 4 中至少 2 项以上阳性可确诊,注意排除假性 MI。

屡有报道病毒性心肌炎临床、ECG、甚至 TL-201 结果与 MI 近似而误诊为 MI。但前者胸痛较轻,心血管造影无异常。其他假性 MI 有肥厚性心肌病、Duchenne 型肌营养不良等。

五、治疗

对小儿治疗的研究不多,故治疗多模仿成人,包括静脉补液及多巴酚丁胺、保证心排血量、给氧、纠正电解质紊乱、缓解疼痛、溶栓(华法林、链激酶)。及时处理呼吸衰竭、心律失常、心源性休克、充血性心力衰竭等并发症。有人对 15 例川崎病并发巨大冠状动脉血管瘤患儿,以尿激酶80 000～10 000 U/kg 行冠脉内插管溶栓治疗,10 分钟给药完毕,结果 3 例完全、5 例部分溶栓,最快者给药完毕即部分溶栓。15 例中4 例再栓,随访 2～8 年(平均 3.3 年)无一例再发 MI 及死亡。禁食以保护缺血肠管。治疗中,尚应探寻小儿的病因以便针对性治疗。

六、预后

小儿 MI 后康复的概率大于成人,预后与心肌损伤及治疗措施、治疗效果有关。小儿 MI 尚难确定与基础心脏疾病类型的关系。Johnsrude 对 96 例心脏病伴发 MI 的存活者,平均随访4.9 年,无一例表现严重的复发性室性心律失常及猝死。Celermajer 对 1979—1989 年 10 年的资料研究发现,17 例中有 8 例死于诊断后的 3 天~3 年(总死亡率 47%)。其余 9 例 MI 后存活儿即使左心室射血分数仅 21%~66%,仍能较好耐受运动,其中一例需长期服药,但无猝死病例。24 小时 Hoher 9 例中有 7 例正常,有 1 例轻微异常。

再梗死的死亡率很高,加藤对 152 例 MI 存活者观察,24 例再发 MI,再发死亡 15 例(死亡率62.5%),再发后存活的 9 例中又有 6 例第三次发 MI,仅 1 例幸存(死亡率83.3%)。提示预防再梗死是 MI 后长期存活的关键。治疗与小儿 MI 相关的基础疾病可更有效地预防 MI。

第四章 儿科呼吸系统疾病诊治

第一节 急性支气管炎

急性支气管炎为儿科常见病,常继发于上呼吸道感染之后,也为肺炎的早期表现。气管常同时受累,故诊断应为急性气管、支气管炎,是某些急性传染病如麻疹、百日咳、白喉等的常见并发症。

一、病因

病原体多为病毒、细菌,临床多见为细菌和病毒混合感染。凡能引起上呼吸道感染的病原体均可引起支气管炎。

二、临床表现

起病可急可缓。发病早期常有上呼吸道症状,最常见的症状是发热、咳嗽。体温多波动在 38.5 ℃左右,可持续 3～5 天。咳嗽初为干咳,以后随分泌物增多而出现咳痰,初期为白色黏痰,随着病情进展渐转成脓痰。婴幼儿晨起时或兴奋时咳嗽加剧,偶有百日咳样阵咳。全身症状表现为精神不振,食欲低下,呼吸急促、呕吐、腹泻等,年长儿全身症状较轻,但可诉有头痛、乏力、咽部不适、胸痛等。体征可有咽部充血,肺部听诊早期为呼吸音粗糙,随病情进展可闻及散在干啰音及粗湿啰音,但啰音的部位多不固定,随着咳嗽及体位改变啰音可减少或消失。

婴幼儿时期有一种特殊类型的支气管炎,称为哮喘性支气管炎,是指婴幼儿时期有哮喘表现的支气管炎。多发生在 2 岁以下,体质虚胖以及有湿疹或过敏史的小儿。患儿除有急性支气管炎临床表现外,往往伴有哮喘症状及体征,如呼气性呼吸困难,三凹征阳性,口唇发绀,双肺可闻哮鸣音及少量湿性啰音,以哮鸣音为主,肺部叩诊呈鼓音。本病有反复发作倾向,每次发作症状、体征类同,但一般随年龄增长而发作减少,仅有少数至年长后发展为支气管哮喘。

三、辅助检查

胸片显示正常,或者肺纹理增强,肺门阴影增深。病毒感染者周血白细胞总数正常或偏低,细菌感染或混合感染者周血白细胞总数及中性粒细胞均可增高。

四、诊断与鉴别诊断

根据临床症状与体征主要为发热、咳嗽及肺部不固定的粗干、湿啰音,诊断不难。婴幼儿急性支气管炎病情较重时与肺炎早期不易鉴别,应按肺炎处理。哮喘性支气管炎应与支气管哮喘鉴别,后者多见于年长儿,起病急骤,反复发作,用皮质激素等气雾剂可迅速缓解或用肾上腺素皮下注射有效。

五、治疗

(一)一般治疗

同上呼吸道感染,需经常改变体位,使呼吸道分泌物易于排出。

(二)控制感染

对考虑为细菌感染或混合感染者可使用抗生素,首选青霉素类抗生素,如青霉素、氨苄西林、阿莫西林(羟氨苄青霉素)。病原菌明确为百日咳杆菌或肺炎支原体、衣原体者选用大环内酯类,如红霉素、罗红霉素、阿奇霉素等。

(三)对症治疗

对频繁干咳者可给镇咳药,而呼吸道分泌物多者一般尽量不用镇咳剂或镇静剂,以免抑制咳嗽反射,影响黏痰咳出。常用止咳祛痰药有复方甘草合剂、急支糖浆、川贝枇杷露。对痰液黏稠者可行超产雾化吸入[含 α-糜蛋白酶、庆大霉素、利巴韦林(病毒唑)、肾上腺皮质激素等],亦可用 10% 氯化铵,每次 0.1～0.2 mL/kg口服。对哮喘性支气管炎,可口服氨茶碱,每次 2～4 mg/kg,每 6 小时 1 次,伴有烦躁不安者可与异丙嗪合用,每次 1 mg/kg,每 6 小时 1 次;哮喘严重者可口服泼尼松或用氢化可的松(或地塞米松)加入 10% 葡萄糖注射液中静脉滴注,疗程 1～3 天。

六、预防

与上呼吸道感染的预防相同。对反复发作者可用气管炎疫苗,在发作间歇期开始注射,每周 1 次,每次 0.1 mL。若无不良反应,以后每次递增 0.1 mL,至每次 0.5 mL 为最大量,10 次为 1 个疗程。效果显著者可再用几个疗程。

第二节 支气管扩张症

支气管扩张症是以感染及支气管阻塞为根本病因的慢性支气管疾患,分为先天性与后天性两种。前者因支气管发育不良,后者常继发于麻疹、百日咳、毛细支气管炎、腺病毒肺炎、支气管哮喘、局部异物堵塞或肿块压迫。本病属于中医"肺络张"范畴,系痰热壅肺,瘀阻肺络所致。

一、诊断要点

(一)临床表现

慢性咳嗽,痰多,多见于清晨起床后或变换体位时,痰量或多或少,含稠厚脓液,臭位不重,痰液呈脓性,静置后可分层,反复咯血,时有发热。患儿发育差,发绀,消瘦,贫血。病久可有杵状指(趾)、胸廓畸形,最终可致肺源性心脏病。

(二)实验室检查

1.血常规

血红蛋白降低,急性感染时白细胞总数及中性粒细胞增高。可见核左移。

2.痰培养

可获致病菌,多为混合感染。

3.X 线胸部平片

早期见肺纹理增多,粗而紊乱。典型后期变化为两中下肺野蜂窝状阴影,常伴肺不张、心脏及纵隔移位。继发感染时可见支气管周围炎症改变,必要时可行肺部 CT 检查。

4.支气管造影

支气管造影示支气管呈柱状、梭状、囊状扩张,是确诊及决定是否手术与手术范围的重要手段,宜在感染控制后进行。

二、鉴别诊断

本病与慢性肺结核、慢性支气管炎、肺脓肿、先天性肺囊肿、肺隔离症、肺吸虫病等的鉴别主要在于X线表现不同。此外,痰液检查、结核菌素试验、肺吸虫抗原皮试等亦可帮助诊断。

三、治疗

(一)一般治疗

多晒太阳,呼吸新鲜空气,注意休息,加强营养。

(二)排除支气管分泌物

(1)顺位排痰法:每天进行 2 次,每次 20 分钟。

(2)痰稠者可服氯化铵,30~60 mg/(kg·d),分 3 次口服。

(3)雾化吸入:在雾化液中加入异丙肾上腺素有利痰液排出。

(三)控制感染

急性发作期选用有效抗生素,针对肺炎链球菌及流感嗜血杆菌有效的抗生素,如阿莫西林、磺胺二甲嘧啶、新的大环内酯类药物、二代头孢菌素是合理的选择。疗程不定,至少 7~10 天。

(四)人免疫球蛋白

对于低丙种球蛋白血症的患儿,人免疫球蛋白替代治疗能够防止支气管扩张病变的进展。

(五)咯血的处理

一般可予止血药,如酚磺乙胺、卡巴克络等。大量咯血可用垂体后叶素 0.3 U/kg,溶于 10% 葡萄糖注射液内缓慢静脉滴注。

(六)手术治疗

切除病肺为根本疗法。手术指征为,病肺不超过一叶或一侧、反复咯血或反复感染用药物不易控制、体位引流不合作、小儿内科治疗 9 个月以上无效、患儿一般情况日趋恶化者。

第三节　支气管哮喘

支气管哮喘是一种以嗜酸性粒细胞、肥大细胞、T 细胞等多种炎性细胞参与的气道慢性炎症性疾病,患者气道具有对各种激发因子刺激的高反应性。临床以反复发作性喘息、呼吸困难、胸闷或咳嗽为特点。常在夜间和/或清晨发作或加剧,多数患者可自行缓解或治疗后缓解。

一、病因

(一)遗传因素

遗传过敏体质(特应质,atopy)对本病的形成关系很大,多数患儿有婴儿湿疹、过敏性鼻炎和/或食物(药物)过敏史。本病多数属于多基因遗传病,遗传度70%～80%,家族成员中气道的高反应性普遍存在,双亲均有遗传基因者哮喘患病率明显增高。国内报道约20%的哮喘患儿家族中有哮喘患者。

(二)环境因素

1.感染

最常见的是呼吸道感染。其中主要是病毒感染,如 RSV、腺病毒、副流感病毒等,此外支原体、衣原体以及细菌感染都可引起。

2.吸入变应原

如灰尘、花粉、尘螨、烟雾、真菌、宠物、蟑螂等。

3.食入变应原

主要是摄入异类蛋白质如牛奶、鸡蛋、鱼、虾等。

4.气候变化

气温突然下降或气压降低,刺激呼吸道,可激发哮喘。

5.运动

运动性哮喘多见于学龄儿童,运动后突然发病,持续时间较短。病因尚未完全明了。

6.情绪因素

情绪过于激动,如大笑、大哭引起深吸气,过度吸入冷而干燥的空气可激发哮喘。另外情绪紧张时也可通过神经因素激发哮喘。

7.药物

如阿司匹林可诱发儿童哮喘。

二、发病机制

20 世纪 70 年代和 80 年代初的"痉挛学说",认为支气管平滑肌痉挛导致气道狭窄是引起哮喘的唯一原因,因而治疗的宗旨是解除支气管痉挛。20 世纪

80年代和90年代初的"炎症学说",认为哮喘发作的重要机制是炎性细胞浸润,炎性介质引起黏膜水肿,腺体分泌亢进,气道阻塞。因此,在治疗时除强调解除支气管平滑肌痉挛外,还要针对气道的变应性炎症,应用抗炎药物。这是对发病机制认识的一个重大进展。变应原进入机体可引发两种类型的哮喘反应。

(一)速发型哮喘反应(immediate asthmatic reaction,IAR)

进入机体的抗原与肥大细胞膜上的特异性IgE抗体结合,而后激活肥大细胞内的一系列酶促反应,释放多种介质,引起支气管平滑肌痉挛而发病。患儿接触抗原后10分钟内产生反应,10~30分钟达高峰,1~3小时变应原被机体清除,自行缓解,往往表现为突发突止。

(二)迟发型哮喘反应(late asthmatic reaction,LAR)

变应原进入机体后引起变应性炎症,嗜酸性粒细胞、中性粒细胞、巨噬细胞等浸润,炎性介质释放,一方面使支气管黏膜上皮细胞受损、脱落,神经末梢暴露;另一方面使肺部的微血管通透性增加、黏液分泌增加,阻塞气道,使呼吸道狭窄,导致哮喘发作。患儿在接触抗原后一般3小时发病,数小时达高峰。24小时后变应原才能被清除。

此外,无论轻患者或是急性发作的患者,其气道反应性均高,都可有炎症存在,而且这种炎症在急性发作期和无症状的缓解期均存在。

三、临床表现

起病可急可缓。婴幼儿常有1~2天的上呼吸道感染表现,年长儿起病较急。发作时患儿主要表现为严重的呼气性呼吸困难,严重时端坐呼吸,患儿焦躁不安,大汗淋漓,可出现发绀。肺部检查可有肺气肿的体征:两肺满布哮鸣音(有时不用听诊器即可听到),呼吸音减低。部分患儿可闻及不同程度的湿啰音,且多在发作好转时出现。

根据年龄及临床特点分为婴幼儿哮喘、儿童哮喘和咳嗽变异性哮喘。

哮喘持续发作超过24小时,经合理使用拟交感神经药物和茶碱类药物,呼吸困难不能缓解者,称之为哮喘持续状态。但需要指出,小儿的哮喘持续状态不应过分强调时间的限制,而应以临床症状持续严重为主要依据。

四、辅助检查

(一)血常规

白细胞大多正常,若合并细菌感染可增高,嗜酸性粒细胞增高。

（二）血气分析

一般为轻度低氧血症，严重患者伴有二氧化碳潴留。

（三）肺功能检查

呼气峰流速（peak expiratory，PEF）减低，指肺在最大充满状态下，用力呼气时所产生的最大流速；1秒钟最大呼气量降低。

（四）变应原测定

可作为发作诱因的参考。

（五）X线检查

在发作期间可见肺气肿及肺纹理增重。

五、诊断

支气管哮喘可通过详细询问病史作出诊断。不同类型的哮喘诊断条件如下。

（一）婴幼儿哮喘

（1）年龄＜3岁，喘憋发作不低于3次。

（2）发作时双肺闻及以呼气相为主的哮鸣音，呼气相延长。

（3）具有特异性体质，如湿疹、过敏性鼻炎等。

（4）父母有哮喘病等过敏史。

（5）除外其他疾病引起的哮喘。

符合第（1）、（2）、（5）条即可诊断哮喘；如喘息发作2次，并具有第（2）、（5）条诊断可疑哮喘或喘息性支气管炎；若同时有第（3）和/或第（4）条者，给予哮喘诊断性治疗。

（二）儿童哮喘

（1）年龄＜3岁，喘息反复发作。

（2）发作时双肺闻及以呼气相为主的哮鸣音，呼气相延长。

（3）支气管舒张剂有明显疗效。

（4）除外其他可致喘息、胸闷和咳嗽的疾病。

疑似病例可选用1‰肾上腺素皮下注射，0.01 mL/kg，最大量不超过每次0.3 mL，或用舒喘灵雾化吸入，15分钟后观察，若肺部哮鸣音明显减少，或FEV上升不低于15%，即为支气管舒张试验阳性，可诊断支气管哮喘。

(三)咳嗽变异性哮喘

各年龄均可发病。①咳嗽持续或反复发作超过 1 个月,特点为夜间(或清晨)发作性的咳嗽,痰少,运动后加重,临床无感染征象,或经较长时间的抗生素治疗无效。②支气管扩张剂可使咳嗽发作缓解(基本诊断条件)。③有个人或家族过敏史,变应原皮试可阳性(辅助诊断条件)。④气道呈高反应性,支气管舒张试验阳性(辅助诊断条件)。⑤除外其他原因引起的慢性咳嗽。

六、鉴别诊断

(一)毛细支气管炎

此病多见于 1 岁以内的婴儿,病原体为 RSV 或副流感病毒,也有呼吸困难和喘鸣,但其呼吸困难发生较慢,对支气管扩张剂反应差。

(二)支气管淋巴结核

可引起顽固性咳嗽和哮喘样发作,但阵发性发作的特点不明显,结核菌素试验阳性,X 线检查有助于诊断。

(三)支气管异物

患儿会出现哮喘样呼吸困难,但患儿有异物吸入或呛咳史,肺部 X 线检查有助于诊断,纤维支气管镜检查可确诊。

七、治疗

(一)治疗原则

坚持长期、持续、规范、个体化的治疗原则。

1.发作期
快速缓解症状、抗炎、平喘。

2.持续期
长期控制症状、抗炎、降低气道高反应性、避免触发因素、自我保健。

(二)发作期治疗

1.一般治疗
注意休息,去除可能的诱因及致敏物。保持室内环境清洁,适宜的空气湿度和温度,良好的通风换气和日照。

2.平喘治疗
(1)肾上腺素能 β_2 受体激动剂:松弛气道平滑肌,扩张支气管,稳定肥大细胞膜,增加气道的黏液纤毛清除力,改善呼吸肌的收缩力。①沙丁胺醇(舒喘灵,喘乐宁)气雾剂每撤 100 μg。每次 1~2 撤,每天 3~4 次。0.5% 水溶液每次 0.01~0.03 mL/kg,最大量 1 mL,用2~3 mL生理盐水稀释后雾化吸入,重症患儿每 4~6 小时 1 次。片剂每次 0.1~0.15 mg/kg,每天 2~3 次。或<5 岁每次 0.5~1 mg,5~14 岁每次2 mg,每天 3 次。②博利康尼(特布他林)每片 2.5 mg,1~2 岁每次1/4~1/3 片,3~5 岁每次 1/3~2/3 片,6~14 岁每次 2/3~1 片,每天 3 次。③其他 β_2 受体激动剂,如美喘清等。

(2)茶碱类:氨茶碱口服每次 3~5 mg/kg,每 6~8 小时 1 次,严重者可静脉给药,应用时间长者,应监测血药浓度。

(3)抗胆碱类药:可抑制支气管平滑肌的 M 样受体,引起支气管扩张,也能抑制迷走神经反射所致的支气管平滑肌收缩。以 β_2 受体阻滞剂更为有效。可用溴化羟异丙托品(爱喘乐),对心血管系统作用弱,用药后峰值出现在 30~60 分钟,其作用部位以大中气道为主,而 β_2 受体激动剂主要作用于小气道,故两种药物有协同作用。气雾剂每撤20 μg,每次 1~2 撤,每天 3~4 次。

3.肾上腺皮质激素的应用

肾上腺皮质激素可以抑制特应性炎症反应,减低毛细血管通透性,减少渗出及黏膜水肿,降低气道的高反应性,故在哮喘治疗中的地位受到高度重视。除在严重发作或持续状态时可予短期静脉应用地塞米松或氢化可的松外,多主张吸入治疗。常用的吸入制剂有:①丙酸培氯松气雾剂(BDP):每撤 200 μg。②丙酸氟替卡松气雾剂(FP):每撤 125 μg。以上药物根据病情每天1~3次,每次 1~2 撤。现认为每天200~400 μg是很安全的剂量,重度年长儿可达到600~800 μg,病情一旦控制,可逐渐减少剂量,疗程要长。

4.抗过敏治疗

(1)色甘酸钠(sodium cromogl:cate,SOG):能稳定肥大细胞膜,抑制释放炎性介质,阻止迟发性变态反应,抑制气道高反应性。气雾剂每撤 2 mg,每次2撤,每天 3~4 次。

(2)酮替芬:为碱性抗过敏药,抑制炎性介质释放和拮抗介质,改善 β 受体功能。对儿童哮喘疗效较成人好,对已发作的哮喘无即刻止喘作用。每片 1 mg。小儿每次 0.25~0.5 mg,1~5 岁 0.5 mg,5~7 岁0.5~1 mg,7 岁以上 1 mg,每天 2 次。

5.哮喘持续状态的治疗

哮喘持续状态是支气管哮喘的危症,需要积极抢救治疗,否则会因呼吸衰竭导致死亡。

（1）一般治疗：保证液体入量。因机体脱水时呼吸道分泌物黏稠,阻塞呼吸道使病情加重。一般补1/4～1/5张液即可,补液的量根据病情决定,一般24小时液体需要量为1 000～1 200 mL/m²。如有代谢性酸中毒,应及时纠正,注意保持电解质平衡。如患儿烦躁不安,可适当应用镇静剂,但应避免使用抑制呼吸的镇静剂（如吗啡、哌替啶）。如合并细菌感染,应用抗生素。

（2）吸氧：保证组织细胞不发生严重缺氧。

（3）迅速解除支气管平滑肌痉挛：静脉应用氨茶碱、甲泼尼龙,超声雾化吸入布地奈德及特布他林。若经上述治疗仍无效,可用异丙肾上腺素静脉滴注,剂量为0.5 mg加入10%葡萄糖注射液100 mL中（5 μg/mL）,开始以每分钟0.1 μg/kg缓慢静脉滴注,在心电图及血气监测下,每15～20分钟增加0.1 μg/kg,直到氧分压及通气功能改善,或达6 μg/(kg·min),症状减轻后,逐渐减量维持用药24小时。如用药过程中心率达到或超过200次/分或有心律失常应停药。

（4）机械通气：严重患者应用呼吸机辅助呼吸。

（三）缓解期治疗及预防

（1）增强抵抗力,预防呼吸道感染,可减少哮喘发病的机会。

（2）避免接触变应原。

（3）根据不同情况选用适当的免疫疗法,如转移因子、胸腺肽、脱敏疗法、气管炎菌苗、灭活卡介苗。

（4）可用丙酸倍氯松吸入,每天不超过400 μg,长期吸入,疗程达1年以上；酮替芬用量同前所述,疗程3个月；色甘酸钠长期吸入。

总之,哮喘是一种慢性疾病,仅在发作期治疗是不够的,需进行长期的管理,提高对疾病的认识,配合防治、控制哮喘发作、维持长期稳定,提高患者生活质量,这是一个非常复杂的系统工程。

第四节　阻塞性肺气肿

肺气肿是指终末细支气管远端（呼吸细支气管、肺泡管、肺泡囊和肺泡）的气道弹性减退,过度膨胀、充气和肺容积增大或同时伴有气道壁破坏的病理状态。

按其发病原因肺气肿有如下几种类型：老年性肺气肿、代偿性肺气肿、间质性肺气肿、灶性肺气肿、旁间隔性肺气肿、阻塞性肺气肿。

一、病因

肺气肿病因极为复杂，简述如下。

(一)吸烟

纸烟含有多种有害成分，如焦油、尼古丁和一氧化碳等。吸烟者黏液腺岩藻糖及神经氨酸含量增多，可抑制支气管黏膜纤毛活动，反射性引起支气管痉挛，减弱肺泡巨噬细胞的作用。

(二)大气污染

尸检材料证明，气候和经济条件相似情况下，大气污染严重地区肺气肿发病率比污染较轻地区为高。

(三)感染

呼吸道病毒和细菌感染与肺气肿的发生有一定关系。反复感染可引起支气管黏膜充血、水肿，腺体增生、肥大，分泌功能亢进，管壁增厚狭窄，引起气道阻塞。

(四)蛋白酶-抗蛋白酶平衡失调

体内的一些蛋白水解酶对肺组织有消化作用，而抗蛋白酶对于弹力蛋白酶等多种蛋白酶有抑制作用。

二、症状

慢性支气管炎并发肺气肿时，在原有咳嗽、咳痰等症状的基础上出现了逐渐加重的呼吸困难。最初仅在劳动、上楼或登山、爬坡时有气急；随着病变的发展，在平地活动时，甚至在静息时也感气急。当慢性支气管炎急性发作时，支气管分泌物增多，进一步加重通气功能障碍，胸闷、气急加剧，严重时可出现呼吸功能衰竭的症状，如发绀、头痛、嗜睡、神志恍惚等。

三、检查

(一)X线检查

胸廓扩张，肋间隙增宽，肋骨平行，活动减弱，膈降低且变平，两肺野的透亮度增加。

（二）心电图检查

一般无异常，有时可呈低电压。

（三）呼吸功能检查

对诊断阻塞性肺气肿有重要意义。

（四）血液气体分析

如出现明显缺氧、二氧化碳潴留时，则动脉血氧分压（PaO_2）降低，二氧化碳分压（$PaCO_2$）升高，并可出现失代偿性呼吸性酸中毒，pH降低。

（五）血液和痰液检查

一般无异常，继发感染时似慢性支气管炎急性发作表现。

四、治疗

（1）适当应用舒张支气管药物，如氨茶碱，β_2受体兴奋剂。如有过敏因素存在，可适当选用皮质激素。

（2）根据病原菌或经验应用有效抗生素，如青霉素、庆大霉素、环丙沙星、头孢菌素等。

（3）呼吸功能锻炼做腹式呼吸，缩唇深慢呼气，以加强呼吸肌的活动。增加膈的活动能力。

（4）家庭氧疗，每天12～15小时的给氧能延长寿命，若能达到每天24小时的持续氧疗，效果更好。

（5）物理治疗，视病情制订方案，如气功、太极拳、呼吸操、实施行走或登梯练习。

（6）预防。首先是戒烟。其次是注意保暖，避免受凉，预防感冒。最后是改善环境卫生，做好个人劳动保护，消除及避免烟雾、粉尘和刺激性气体对呼吸道的影响。

第五章 儿科消化系统疾病诊治

第一节 口 炎

口炎是指口腔黏膜的炎症,如病变仅限于舌、齿龈或口角亦可称为舌炎、齿龈炎或口角炎。本病在小儿时期较多见,尤其是婴幼儿,可单独发生,亦可继发于全身性疾病,如急性感染、腹泻和营养不良。多由病毒、细菌、真菌或螺旋体等引起。

一、鹅口疮

鹅口疮又名雪口疮,为白色念珠菌引起的慢性炎症,多见于新生儿、营养不良、腹泻、长期使用广谱抗生素或激素的患儿,使用污染的喂乳器具以及新生儿在出生时经产道亦可污染。

(一)临床表现

本病特征是在口腔黏膜上出现白色或灰白色乳凝块样物,此物略高于黏膜表面,粗糙无光,最常见于颊黏膜,亦可蔓延至口腔其他部位。干燥、不红、不流涎是本病不同于其他口炎的特点,有时灰白色物融合成片,很像乳块。若有怀疑,可用棉签蘸水轻轻拭揩,鹅口疮不易揩去。本病一般无全身症状,若累及食管、肠道、气管、肺等,出现呕吐、吞咽困难、声音嘶哑或呼吸困难。

(二)治疗

局部涂 1‰甲紫溶液,每天 1～2 次。病变广泛者,可用制霉菌素每次100 000 U 加水1～2 mL涂患处,每天 3～4 次,或口服制霉菌素 50 000～100 000 U,每天 3 次。

（三）预防

预防以口腔卫生为主，注意乳瓶、乳头、玩具等的清洁消毒。不要经常为小儿揩洗口腔，因为易揩伤口腔黏膜，并将致病菌带入。

二、疱疹性口炎

疱疹性口炎为单纯疱疹病毒所致，多见于1～3岁小儿，全年均可发生，无季节性，传染性较强，在集体托幼机构可引起小流行。

（一）临床表现

有低热或高热达40 ℃，齿龈红肿，舌、腭等处散布黄白色小溃疡，周围黏膜充血。口唇可红肿裂开，近唇黏膜的皮肤可有疱疹，颈淋巴结肿大。病程较长，发热常在3天以上，可持续5～7天；溃疡需10～14天才完全愈合，淋巴结经2～3周才消肿。本病须和疱疹性咽峡炎鉴别，后者由柯萨奇病毒引起，多发生于夏秋季，疱疹主要是在咽部和软腭，有时见于舌，但不累及齿龈和颊黏膜，颌下淋巴结不肿大，病程较短。

（二）治疗

保持口腔清洁，勤喂水，局部可撒冰硼散或锡类散等中药，为预防感染可涂2.5％～5％金霉素甘油。疼痛重者，在食前用2％利多卡因涂局部，食物以微温或凉的流质为宜。对发热者可给退热剂，对体弱者需补充营养和复合B族维生素及维生素C，后期疑有继发细菌感染者，选用抗菌药物。

三、溃疡性口炎

溃疡性口炎主要致病菌有链球菌、金黄色葡萄球菌、肺炎双球菌、铜绿假单胞菌、大肠埃希菌等，多见于婴幼儿，常发生于急性感染，长期腹泻等机体抵抗力降低时，口腔不洁更利于细菌繁殖而致病。

（一）临床表现

口腔各部位均可发生，常见于舌、唇内侧及颊黏膜等处，可蔓延到咽喉部。开始时口腔黏膜充血水肿，随后发生大小不等的糜烂或溃疡，可融合成片，表面有较厚的纤维素性炎症渗出物形成的假膜，呈灰白色，边界清楚，易拭去，涂片染色可见大量细菌。局部疼痛、流涎、拒食、烦躁，常有发热，高达39～40 ℃，局部淋巴结肿大，白细胞增高，饮食少者可出现失水和酸中毒。

（二）治疗

及时控制感染，加强口腔护理。用3％过氧化氢清洗溃疡面后涂1％甲紫或

2.5％～5％金霉素甘油,局部止痛用2％利多卡因涂抹。较大儿童可用含漱剂如0.1％雷凡奴尔溶液。一般需用抗菌药物。高热者给药物或物理降温,注意热量和液体的补充;宜用微温或凉的流质饮食,出现失水和酸中毒者应及时纠正。

第二节　胃　　炎

　　胃炎是指由各种物理性、化学性或生物性有害因子引起的胃黏膜或胃壁炎症性改变的一种疾病。在我国小儿人群中胃炎的确切患病率不清。根据病程分为急性和慢性两种,后者发病率高。

一、诊断依据

(一)病史

1.发病诱因

　　对于急性胃炎应首先了解患儿近期有无急性严重感染、中毒、创伤及精神过度紧张等,有无误服强酸、强碱及其他腐蚀剂或毒性物质等。对于慢性胃炎而言不良的饮食习惯是主要原因,应了解患儿饮食有无规律、有无偏食、挑食;了解患儿有无过冷、过热饮食,有无食用辣椒、咖啡、浓茶等刺激性调味品,有无食用粗糙的难以消化的食物;了解患儿有无服用非甾体抗炎药或肾上腺皮质激素类药物等;还要了解患儿有无对牛奶或其他奶制品过敏等。

2.既往史

　　有无慢性疾病史,如慢性肾炎、尿毒症、重症糖尿病、肝胆系统疾病、儿童结缔组织疾病等;有无家族性消化系统疾病史;有无十二指肠-胃反流病史等。

(二)临床表现

1.急性胃炎

　　多急性起病,表现为上腹饱胀、疼痛、嗳气、恶心及呕吐,呕吐物可带血呈咖啡色,也可发生较多出血,表现为呕血及黑便。呕吐严重者可引起脱水、电解质及酸碱平衡紊乱。失血量多者可出现休克表现。有细菌感染者常伴有发热等全身中毒症状。

2.慢性胃炎

　　常见症状有腹痛、腹胀、呃逆、反酸、恶心、呕吐、食欲缺乏、腹泻、无力、消瘦等。反复腹痛是小儿就诊的常见原因,年长儿多可指出上腹痛,幼儿及学龄前儿童多指脐周不适。

(三)体格检查

1.急性胃炎

可表现为上腹部或脐周压痛。呕吐严重者可出现脱水、酸中毒体征,如呼吸深快、口渴、口唇黏膜干燥且呈樱红色、皮肤弹性差、尿少等。并发较大量消化道出血时可有贫血或休克表现。

2.慢性胃炎

一般无明显特殊体征,部分患儿可表现为消瘦、面色萎黄、舌苔厚腻、腹胀、上腹部或脐周轻度压痛等。

(四)并发症

长期慢性呕吐、食欲缺乏可引起消瘦或营养不良,严重呕吐可引起脱水、酸中毒和电解质紊乱,长期慢性小量失血可引起贫血,大量失血可引起休克。

(五)辅助检查

1.胃镜检查

可见黏膜广泛充血、水肿、糜烂、出血,有时可见黏膜表面的黏液斑或反流的胆汁。幽门螺杆菌(Hp)感染性胃炎时,可见到胃黏膜微小结节形成(又称胃窦小结节或淋巴细胞样小结节增生)。同时可取病变部位组织进行 Hp 或病理学检查。

2.X 线上消化道钡餐造影

胃窦部有浅表炎症者有时可呈胃窦部激惹征,黏膜纹理增粗、迂曲、锯齿状,幽门前区呈半收缩状态,可见不规则痉挛收缩。气、钡双重造影效果较好。

3.实验室检查

(1)Hp 检测方法有胃黏膜组织切片染色与培养、尿素酶试验、血清学检测、核素标记尿素呼吸试验。

(2)胃酸测定:多数浅表性胃炎患儿胃酸水平与胃黏膜正常小儿相近,少数慢性浅表性胃炎患儿胃酸降低。

(3)胃蛋白酶原测定:一般萎缩性胃炎中影响其分泌的程度不如盐酸明显。

(4)内因子测定:检测内因子水平有助于萎缩性胃炎和恶性贫血的诊断。

二、诊断中的临床思维

典型的胃炎根据病史、临床表现、体检、X 线钡餐造影、纤维胃镜及病理学检查基本可确诊。但由于引起小儿腹痛的病因很多,急性发作的腹痛必须与外科急腹症、肝、胆、胰、肠等腹内脏器的器质性疾病以及腹型过敏性紫癜等鉴别。慢性反复发作的腹痛应与肠道寄生虫、肠痉挛等鉴别。

(一)急性阑尾炎

该病疼痛开始可在上腹部,常伴有发热,部分患儿呕吐,典型疼痛部位以右下腹为主,呈持续性,有固定压痛点、反跳痛及腹肌紧张、腰大肌试验阳性等体征,白细胞总数及中性粒细胞增高。

(二)过敏性紫癜

腹型过敏性紫癜由于肠壁水肿、出血、坏死等可引起阵发性剧烈腹痛,常位于脐周或下腹部,可伴有呕吐或吐咖啡色物,部分患儿可有黑便或血便。但该病患儿可出现典型的皮肤紫癜、关节肿痛、血尿及蛋白尿等。

(三)肠蛔虫症

常有不固定腹痛、偏食、异食癖、恶心、呕吐等消化道功能紊乱症状,有时出现全身过敏症状。往往有吐、排虫史,粪便查找虫卵,驱虫治疗有效等可协助诊断。

(四)肠痉挛

婴儿多见,可出现反复发作的阵发性腹痛,腹部无特异性体征,排气、排便后可缓解。

(五)心理因素所致非特异性腹痛

心理因素所致非特异性腹痛是一种常见的儿童期身心疾病。病因不明,与情绪改变、生活事件、精神紧张、过度焦虑等有关。表现为弥散性、发作性腹痛,持续数十分钟或数小时而自行缓解,可伴有恶心、呕吐等症状。临床及辅助检查往往无阳性发现。

三、治疗

(一)急性胃炎

1.一般治疗

患儿应注意休息,进食清淡流质或半流质饮食,必要时停食1～2餐。药物所致急性胃炎首先停用相关药物,避免服用一切刺激性食物。及时纠正水、电解质紊乱。有上消化道出血者应卧床休息,保持安静,检测生命体征及呕吐与黑便情况。

2.药物治疗

分 4 类。

(1)H_2 受体阻滞剂:常用西咪替丁,每天 10～15 mg/kg,分 1～2 次静脉滴注或分 3～4 次每餐前或睡前口服;雷尼替丁,每天 3～5 mg/kg,分 2 次或睡前 1 次口服。

(2)质子泵抑制剂:常用奥美拉唑(洛赛克),每天 0.6～0.8 mg/kg,清晨顿服。

(3)胃黏膜保护药:可选用硫糖铝、十六角蒙脱石粉、麦滋林-S 颗粒剂等。

(4)抗生素:合并细菌感染者应用有效抗生素。

3.对症治疗

主要针对腹痛、呕吐和消化道出血的情况。

(1)腹痛:腹痛严重且除外外科急腹症者可酌情给予抗胆碱能药,如 10% 颠茄合剂、甘颠散、溴丙胺太林、山莨菪碱、阿托品等。

(2)呕吐:呕吐严重者可给予爱茂尔、甲氧氯普胺、多潘立酮等药物止吐。注意纠正脱水、酸中毒和电解质紊乱。

(3)消化道出血:可给予卡巴克洛或凝血酶等口服或灌胃局部止血,必要时内镜止血。注意补充血容量,纠正电解质紊乱等。有休克表现者,按失血性休克处理。

(二)慢性胃炎

1.一般治疗

慢性胃炎又称特发性胃炎,缺乏特殊治疗方法,以对症治疗为主。养成良好的饮食习惯及生活规律,少吃生冷及刺激性食物。停用能损伤胃黏膜的药物。

2.病因治疗

对感染性胃炎应使用敏感的抗生素。确诊为 Hp 感染者可给予阿莫西林、庆大霉素等口服治疗。

3.药物治疗

分 4 类。

(1)对症治疗:有餐后腹痛、腹胀、恶心、呕吐者,用胃肠动力药。如多潘立酮(多潘立酮),每次0.1 mg/kg,3～4次/天,餐前 15～30 分钟服用。腹痛明显者给予抗胆碱能药,以缓解胃肠平滑肌痉挛。可用硫酸阿托品,每次 0.01 mg/kg,皮下注射。或溴丙胺太林,每次 0.5 mg/kg,口服。

(2)黏膜保护药:胶体次枸橼酸铋,6～8 mg/(kg·d),分 2 次服用。大剂量铋剂对肝、肾和中枢神经系统有损伤,故连续使用本剂一般限制在 4～6 周为妥。硫糖铝(胃溃宁),10～25 mg/(kg·d),分3次餐前 2 小时服用,疗程 4～8 周,肾功能不全者慎用。麦滋林-S,每次 30～40 mg/kg,口服 3 次/天,餐前服用。

(3)抗酸药:一般慢性胃炎伴有反酸者可给予中和胃酸药,如氢氧化铝凝胶、复方氢氧化铝片(胃舒平),于餐后 1 小时服用。

(4)抑酸药:仅用于慢性胃炎伴有溃疡病、严重反酸或出血时,疗程不超过 2 周。H_2 受体阻滞剂,西咪替丁 10～15 mg/(kg·d),分 2 次口服,或睡前 1 次服用。雷尼替丁 4～6 mg/(kg·d),分 2 次服或睡前1次服用。质子泵抑制剂,如奥美拉唑(洛赛克)0.6～0.8 mg/kg,清晨顿服。

四、治疗中的临床思维

(1)绝大多数急性胃炎患儿经治疗在 1 周左右症状消失。

(2)急性胃炎治愈后若不注意规律饮食和卫生习惯,或再服用能损伤胃黏膜的药物时仍可急性发作。在有严重感染等应急状态下更易复发,此时可短期给予 H_2 受体阻滞剂预防应急性胃炎的发生。

(3)慢性胃炎患儿因缺乏特异性治疗,消化系统症状可反复出现,造成患儿贫血、消瘦、营养不良、免疫力低下等。可酌情给予免疫调节药治疗。

(4)小儿慢性胃炎胃酸分泌过多者不多见,因此要慎用抗酸药。主要选用饮食治疗。避免医源性因素,如频繁使用糖皮质激素或非甾体抗炎药等。

第三节　急性胰腺炎

小儿急性胰腺炎比较少见,发病与胰液外溢入胰腺间质及其周围组织有关。

现多认为与病毒感染、药物、胰分泌管阻塞以及某些全身性疾病或暴饮暴食有关。至少半数以上是由腮腺炎病毒或上腹部钝伤引起,仍有 30% 病例找不到病因。

一、诊断

(一)病史

病前有饱餐等诱因,继发于身体其他部位的细菌或病毒感染:如急性流行性腮腺炎、肺炎、细菌性痢疾、扁桃体炎等。

（二）临床表现

多发生在 4 岁以上小儿，主要表现为上腹疼痛、恶心、呕吐及腹压痛。呕吐物为食物与胃、十二指肠分泌液。严重病例除急性重病容外，可有脱水及早期出现休克症状，并因肠麻痹而致腹胀。由于胰腺头部水肿压迫胆总管末端可出现黄疸，但在小儿则罕见。

轻度水肿型病例有上腹压痛（剑突下或略偏左侧），可能为腹部唯一体征。严重病例除腹胀外，腹部有压痛及肌紧张而以剑突下部为最明显。个别患儿的脐部或腰部皮肤呈发绀色，系皮下脂肪被外溢胰液分解，毛细血管出血所致。

（三）辅助检查

1.淀粉酶测定

常为主要诊断依据，若用苏氏（Somogyi）比色法测定，正常儿均在 64 U 以下，而急性胰腺炎患儿则高达 500 U 以上。血清淀粉酶值在发病 3 小时后即可增高，并逐渐上升，24～28 小时达高峰以后又渐下降。尿淀粉酶也同样变化，但发病后升高较慢，病变缓解后下降的时间比血清淀粉酶迟缓，且受肾功能及尿浓度的影响，故不如血清淀粉酶准确。其他有关急腹症如肠穿孔、肠梗阻、肠坏死时，淀粉酶也可升高，很少超过 300～500 U。

2.血清脂肪酶测定

在发病 24 小时后始升高，持续高值时间较长，可作为晚期患者的诊断方法。正常值为 0.5～1 U。

3.腹腔穿刺

严重病例有腹膜炎者，难与其他原因所致腹膜炎相鉴别，如胰腺遭到严重破坏，则血清淀粉酶反而不增高，更造成诊断上的困难。此时如腹腔渗液多，可行腹腔穿刺。根据腹腔渗液的性质（血性、混有脂肪坏死）及淀粉酶测定有助于诊断。

4.B 型超声检查

对水肿型胰腺炎及后期并发胰腺囊肿者的确诊有价值，前者显示胰腺明显增大，后者显示囊性肿物与胰腺相连。

（四）诊断标准

（1）急性腹痛发作伴有上腹部压痛或腹膜刺激征。

（2）血、尿或腹水中胰酶升高。

（3）影像学检查、手术或活检见到胰腺炎症、坏死、出血等间接或直接的改变。具有含第 1 项在内的 2 项以上标准并排除其他急腹症者即可诊断。

二、治疗

（一）一般治疗

轻者进低脂、低蛋白流食；较重者应禁食，以减少胰腺分泌。严重者则须胃肠减压，减少胃酸避免促进胰腺分泌。禁食及胃肠减压时，宜输入营养物质（如合成营养液）并根据胃肠减压及出液量补充水、电解质等，以维持水电解质平衡。

（二）非手术治疗

1.抑制胰腺外分泌

（1）禁食和胃肠减压。可以减少胰液分泌，还可减轻呕吐和肠胀气。

（2）应用抗胆碱能药物。山莨菪碱、阿托品等，可减少胃酸和胰液分泌。

（3）应用 H_2 受体阻滞剂。此类药有西咪替丁、雷尼替丁、奥美拉唑等，可减少胃酸分泌，间接抑制胰腺分泌，同时防止应激性胃黏膜病变的发生。

（4）应用生长抑素。为治疗急性出血坏死型胰腺炎效果较好的药物。

（5）缩胆囊素受体阻滞剂。丙谷胺可明显减轻急性胰腺炎的病理改变及改善症状。

2.镇痛解痉

阿托品每次 0.01～0.02 mg/kg，最大不超过 0.4 mg，必要时 4～6 小时重复 1 次。

3.控制胰腺感染

急性胰腺炎多数由胆管疾病引起，故多数应用抗生素。选用抗生素时，既要考虑菌种的敏感性，又要求该药对胰腺有较好的渗透性。首选药如西拉司丁（泰能）、环丙沙星、氧氟沙星，厌氧菌感染可用甲硝唑。

4.维持水电解质平衡及抗休克

脱水严重或出现休克的患儿，应首先恢复血容量，可输 2∶1 溶液、血浆或全血等，按10～20 mL/kg，于 30～60 分钟内输入，8～10 小时纠正其累积损失量。应用多巴胺、多巴酚丁胺、山莨菪碱等抗休克治疗。有尿后补钾，并注意热量、维生素供给，同时要防治低钙血症、高糖血症等。

5.其他治疗

其他治疗包括：①应用抑制胰酶活性的药物。较重型的急性胰腺炎，在发病早期大量静脉给药。②应用肾上腺糖皮质激素。可引起胰腺炎一般不主张用，仅适用于合并呼吸窘迫综合征和出血坏死胰腺炎伴有休克者。③腹膜灌洗。清除或减少大量有害的血管活性因子。

(三)手术治疗

只有在以下情况时考虑手术：①诊断为急性胰腺炎，经过内科治疗 24～48 小时，症状及体征进一步恶化，出现并发症者。②胆源性急性胰腺炎处于急性状态，需要外科手术解除梗阻者。③疑有出血性坏死性胰腺炎，经短时间治疗不缓解。④胰腺假性囊肿形成，尤其是较巨大者，病情缓解后，可行引流手术。⑤不能排除其他急腹症者。

第四节　急性阑尾炎

急性阑尾炎是儿童最常见的急腹症，可发生在小儿任何年龄，3 岁以下婴幼儿的患病率为5％～9.6％，1 岁以内的小儿阑尾炎很少见，随年龄增长，患病率逐渐增多。小儿由于病情进展较快，加上早期诊断困难，年龄越小，症状越不典型，并发穿孔性阑尾炎的发生率较高，术后并发症多，因此，及时诊断和正确处理非常重要。男女患病率基本相等。

阑尾炎的主要原因是由管腔梗阻、细菌感染、神经反射等因素相互影响和作用。急性阑尾分为四种类型：单纯性阑尾炎、化脓性阑尾炎、坏疽性阑尾炎、梗阻性阑尾炎。

一、诊断

(一)病史

由于小儿年龄和临床各型阑尾炎的病理表现不同，症状也有其特点和规律。

1.腹痛

腹痛是最常见、最早出现的症状，腹痛为阵发性，从上腹部或脐部开始，由轻到重，数小时后疼痛渐转移至右下腹的阑尾部位，为持续性钝痛，阵发性加剧。当阑尾腔有阻塞时可表现为阵发性绞痛，阑尾发生穿孔形成弥散性腹膜炎时，则全腹都有持续性的腹痛。活动时腹痛加重，患儿喜欢卧于右侧，双腿稍曲，并保持该体位以减少疼痛。如盲肠游离时，阑尾位置不固定，压痛点可偏离麦氏点，在其下方或脐部周围,有的疼痛可位于盆腔。

2.恶心及呕吐

恶心及呕吐是常见的症状,较成人多见,呕吐常发生在腹痛开始后的数小时,也有的患儿先出现呕吐。早期的呕吐多是反射性的,呕吐物多为食物,晚期患儿呕吐系腹膜炎肠麻痹所致,呕吐物为黄绿色的胆汁及肠液,呕吐量多。

3.腹泻及便秘

如阑尾病变侵及盆腔,炎症刺激乙状结肠促使排便次数增加,有的患儿开始仅表现为腹泻,易误诊为肠炎。

4.发热

体温在 38 ℃左右,大多为先腹痛后发热,并且随着病情加重而逐渐升高,如早期就有高热和腹痛的患儿,应注意是否有全身的感染。体温呈持续性不断升高,提示阑尾可能有穿孔。

5.精神异常

由于腹痛和感染的刺激作用,大多患儿呈嗜睡状、活动减少、无力、反应迟钝、腹肌紧张减轻等。也有的表现为烦躁不安、哭闹等。

(二)查体

1.全身体征

患儿喜右侧屈髋卧位,以减少腹壁的张力,选择疼痛最轻的位置。呈急性病容,有的患儿有脱水征。

2.腹部体征

(1)腹部压痛:右下腹麦氏点固定压痛是急性阑尾炎的典型体征。但小儿阑尾位置不固定,故压痛点可在右中腹、脐部附近、下腹中部等。病初时压痛可能在右下腹,弥散性腹膜炎时全腹均有压痛,腹部呼吸运动可不同程度的受限。盆腔位的阑尾炎压痛点在下腹部。

(2)腹肌紧张:是腹壁腹膜受刺激、腹肌反射性收缩所致。压痛部位出现腹肌紧张提示阑尾已化脓坏死而形成阑尾周围炎或腹膜炎。弥散性腹膜炎时,全腹性腹肌紧张,但仍以右下腹最为明显。但小儿腹壁肌层薄弱,腹肌紧张不足以反应腹膜受刺激情况,即使阑尾穿孔腹肌仍可不紧张,尤其是婴幼儿。

(3)反跳痛:由于阑尾炎症对腹膜的刺激,可出现右下腹反跳痛,即轻压右下腹逐渐至深处,迅速抬手时患儿有剧痛,可波及下腹甚至全腹。

(4)腹部包块:阑尾周围脓肿的患儿右下腹可触及包块。

(5)皮肤过敏:急性阑尾炎合并梗阻时,右下腹皮肤可出现感觉过敏,蛲虫性阑尾炎时更明显。

(6)结肠充气试验:用手从左下腹推压降结肠移向横结肠,因气体压力传至盲肠,产生疼痛为阳性。

(7)腰大肌刺激征和举腿试验:盲肠后位阑尾炎时二者均可阳性,腰大肌刺激征即是患儿左侧卧位,右髋关节过伸,腰大肌受到刺激疼痛。

(8)肛门指诊:直肠右前方有炎性浸润和增厚,黏膜水肿、肥厚,甚至可触及条索状的尾,有盆腔脓肿形成时有触痛及波动感。

(三)辅助检查

1.血液检查

单纯性阑尾炎的白细胞总数和中性粒细胞增多,白细胞总数可升高到$(1\sim1.2)\times10^9/L$,化脓性阑尾炎可达$(1.2\sim1.4)\times10^9/L$以上,有脓肿形成或弥散性腹膜炎时则在$2\times10^9/L$以上,并且中性粒细胞占$85\%\sim95\%$,如中性粒细胞增多至85%以上多反应病情较重。也有少数阑尾炎患儿白细胞升高不明显。

2.尿及大便常规检查

一般无特殊改变。

3.B超检查

B超下正常阑尾无影像显示,当阑尾炎时可见阑尾显影,阑尾的直径增大,$\geqslant6\ mm$则可以确定阑尾炎诊断,对异位阑尾也能作出正确诊断。有报道B超诊断符合率$>96\%$。

(四)诊断要点

(1)患者有腹痛、呕吐、发热。

(2)腹部查体表现为右下腹固定压痛、肌紧张及反跳痛。

(3)血常规:白细胞升高,中性粒细胞升高。

(五)鉴别诊断

1.肠痉挛

小儿腹痛的常见原因,患病率高于阑尾炎。典型的症状是突然发生阵发性腹痛,但每次仅持续10~20分钟,无明显压痛点,疼痛可自行缓解,无发热,一般不需特殊治疗。

2.急性胃肠炎

有的患儿在腹泻出现前有腹痛、呕吐及发热,可误诊阑尾炎。胃肠炎有不洁饮食史,开始有发热、痉挛性腹痛和多次腹泻,腹痛多无固定部位,压痛和腹肌紧张不明显,便常规检查可见白细胞和脓球。

3.急性肠系膜淋巴结炎

该病的发生与上呼吸道感染有关,当回盲部的淋巴结受炎症累及时,可与急性阑尾炎相混淆。本病可有体温升高,胃肠道症状不明显,右下腹虽有不固定的轻微压痛,但无腹肌紧张。白细胞计数略有升高。

4.过敏性紫癜

早期有腹痛出现,但不局限在右下腹,随后可出现散在的斑点,关节肿胀,有时便血。腹部的压痛与腹壁的肌紧张相一致,有时要经过反复多次的检查方能确定。

5.卵巢囊肿扭转

右侧的卵巢囊肿扭转可引起右下腹疼痛、压痛、反跳痛及肌紧张,易误诊为阑尾炎。该病虽然腹部体征比较明显,但白细胞升高不明显。做腹部直肠双合诊可触及球形包块,右下腹穿刺抽出血性液体可确诊。B超可以协助诊断。

二、治疗

小儿阑尾炎穿孔率高,延误治疗可发生腹膜炎,特别是婴幼儿阑尾壁薄,大网膜短,穿孔时间短,可发生于腹痛后 6 小时。所以不论何种类型的急性阑尾炎原则上均行早期手术治疗。有下列情况可试行保守治疗:①发病超过 3 天,病情比较稳定,局部有炎性包块,有阑尾脓肿形成者;②腹膜炎有局限趋势,下腹部压痛及右下腹炎性浸润已有减轻者。

对急性单纯性阑尾炎,炎症较轻,患儿家长不同意手术或阑尾周围脓肿已局限,可采用非手术疗法。

(一)中草药疗法

常用的方剂为大黄牡丹皮汤加减:大黄、牡丹皮、桃仁各 10 g,金银花、冬瓜子、败酱草、薏苡仁各 25 g,枳壳、桔梗、甘草各 5 g。

(二)抗生素的全身治疗

阑尾炎 60％以上为需氧菌与厌氧菌混合感染,首选联合用药。先锋霉素及甲硝唑合用,亦可用氨苄西林、庆大霉素和甲硝唑。输液纠正脱水和电解质紊乱。密切观察病情的发展,如炎性包块不断扩大或软化,疼痛未见减轻,高热不退,中毒症状日趋严重,需手术将阑尾脓肿切开引流。

三、诊疗体会

(一)诊断方面

根据典型的转移性右下腹痛史,固定的右下腹压痛、肌紧张及反跳痛,可诊断为阑尾炎。但准确的查出有无腹部压痛、肌紧张,腹痛的部位和范围是非常重要的。所以查体时动作要轻柔,并随时注意患儿的面部表情。在触诊时对比检查两侧腹部,观察触不同部位时的患儿反应,有时要经过反复多次的检查方能确定。检查时从左侧腹→上腹部→右下腹,由浅到深,由轻到重。浅层触诊时了解腹部皮肤有无敏感区,中层触诊时可了解到腹部的压痛、反跳痛及肌紧张,深层检查可判断局部有无炎性包块和脓肿。对疑有阑尾炎而诊断困难,可试行腹部穿刺,穿刺麦氏点,将穿刺液做镜检、细菌涂片及生化检查。肛门指诊,在直肠右前方有炎性浸润和增厚,盆腔有脓肿时有触痛及包块。有的患者表现为腹泻为主,往往误诊为肠炎,经抗生素治疗也能有所好转,炎症局限,形成脓肿,所以当腹泻患者经治疗腹痛不见明显好转,应注意腹部查体,有下腹压痛。有的患者表现为尿痛,腹部压痛位于脐下,这是阑尾与膀胱粘连所致。

(二)治疗方面

单纯性阑尾炎保守治疗多能治愈,化脓性和穿孔性阑尾炎用抗生素治疗效果较差,主张早期手术治疗,以免抗生素治疗无效,形成阑尾周围脓肿和肠管粘连,增加手术难度。

四、患儿教育

该病早期治疗,尤其早期手术,并发症少,治疗效果良好。

第五节　消化性溃疡

消化性溃疡是指胃和十二指肠的慢性溃疡。各年龄均可发病,学龄儿童多见,婴幼儿多为继发性溃疡,胃溃疡和十二指肠溃疡发病率相近;年长儿多为原发性十二指肠溃疡,男孩多于女孩。

一、病因和发病机制

原发性消化性溃疡的病因复杂,与诸多因素有关,确切发病机制至今尚未完全阐明,目前认为溃疡的形成是由于对胃和十二指肠黏膜有损害作用的侵袭因子(酸、胃蛋白酶、胆盐、药物、微生物及其他有害物质)与黏膜自身的防御因素(黏膜屏障、黏液重碳酸盐屏障、黏膜血流量、细胞更新、前列腺素、表皮生长因子等)之间失去平衡的结果。

(一)胃酸和胃蛋白酶

胃酸和胃蛋白酶是胃液的主要成分,也是对胃和十二指肠黏膜有侵袭作用的主要因素。十二指肠溃疡患者基础胃酸、壁细胞数量及壁细胞对刺激物质的敏感性均高于正常人,且胃酸分泌的正常反馈抑制亦发生缺陷,故酸度增高是形成溃疡的重要原因。因胃酸分泌随年龄而增加,因此年长儿消化性溃疡发病率较婴幼儿为高。胃蛋白酶不仅能水解食物蛋白质的肽链,也能裂解胃液中的糖蛋白、脂蛋白及结缔组织、破坏黏膜屏障。消化性溃疡患者胃液中蛋白酶及血清胃蛋白酶原水平均高于正常人。

(二)胃和十二指肠黏膜屏障

胃和十二指肠黏膜在正常情况下,被其上皮所分泌的黏液覆盖,黏液与完整的上皮细胞膜及细胞间连接形成一道防线,称黏液-黏膜屏障,能防止食物的机械摩擦,阻抑和中和腔内 H^+ 反渗至黏膜,上皮细胞分泌黏液和 HCO_3^-,可中和弥散开的 H^+。在各种攻击因子的作用下,这一屏障功能受损,即可影响黏膜血循环及上皮细胞的更新,使黏膜缺血、坏死而形成溃疡。

(三)幽门螺杆菌(Hp)感染

小儿十二指肠溃疡幽门螺杆菌检出率为 52.6%～62.9%,被根除后复发率即下降,说明 Hp 在溃疡病发病机制中起重要作用。

(四)遗传因素

消化性溃疡属常染色体显性遗传病,20%～60%患儿有家族史,O 型血的人十二指肠溃疡或胃溃疡发病率较其他型的人高,2/3 的十二指肠溃疡患者家族血清胃蛋白酶原升高。

(五)其他

外伤、手术后、精神刺激或创伤;暴饮暴食,过冷、油炸食品;对胃黏膜有刺激性的药物如阿司匹林、非甾体抗炎药、肾上腺皮质激素等。继发性溃疡是由于全身疾病引起的胃、十二指肠黏膜局部损害,见于各种危重疾病所致的应激反应。

二、病理

新生儿和婴儿多为急性溃疡,溃疡为多发性,易穿孔,亦易愈合。年长儿多为慢性,单发。十二指肠溃疡好发于球部,胃溃疡多发生在胃窦、胃体交界的弯侧。溃疡大小不等,胃镜下观察呈圆形或不规则圆形,也有呈椭圆形或线形,底部有灰白苔,周围黏膜充血、水肿。球部因黏膜充血、水肿,或因多次复发后,纤维组织增生和收缩而导致球部变形,有时出现假憩室。胃和十二指肠同时有溃疡存在时称复合溃疡。

三、临床表现

年龄不同,临床表现多样,年龄越小,越不典型。

(一)年长儿

以原发性十二指肠溃疡多见,主要表现为反复发作脐周及上腹部胀痛、烧灼感,饥饿时或夜间多发;严重者可出现呕血、便血、贫血;部分病例可有穿孔,穿孔时疼痛剧烈并放射至背部。也有仅表现为贫血、粪便潜血试验阳性者。

(二)学龄前期

多数为十二指肠溃疡。上腹部疼痛不如年长儿典型,常为不典型的脐周围疼痛,多为间歇性。进食后疼痛加重,呕吐后减轻。消化道出血亦常见。

(三)婴幼儿期

十二指肠溃疡略多于胃溃疡。发病急,首发症状可为消化道出血或穿孔。主要表现为食欲差,进食后呕吐。腹痛较为明显,不很剧烈。多在夜间发作,吐后减轻,腹痛与进食关系不密切。可发生呕血、便血。

(四)新生儿期

应激性溃疡多见,常见原发病有:早产儿窒息缺氧、败血症、低血糖、呼吸窘迫综合征和中枢神经系统疾病等。多数为急性起病,呕血、黑便。生后 24～48 小时亦可发生原发性溃疡,突然出现消化道出血、穿孔或两者兼有。

四、并发症

主要为出血、穿孔和幽门梗阻。常可伴发缺铁性贫血。重症可出现失血性休克。如溃疡穿孔至腹腔或邻近器官,可出现腹膜炎、胰腺炎等。

五、实验室及辅助检查

(一)粪便隐血试验

素食 3 天后检查,阳性者提示溃疡有活动性。

（二）胃液分析

用五肽胃泌素法观察基础酸排量和酸的最大分泌量，十二指肠溃疡患儿明显增高。但有的胃溃疡患者胃酸正常或偏低。

（三）Hp 检测方法

可通过胃黏膜组织切片染色与培养，尿素酶试验，核素标记尿素呼吸试验检测 Hp。或通过血清学检测抗 Hp 的 IgG～IgA 抗体，PCR 法检测 Hp 的 DNA。

（四）胃肠 X 线钡餐造影

发现胃和十二指肠壁龛影可确诊；溃疡对侧切迹，十二指肠球部痉挛、畸形对本病有诊断参考价值。

（五）纤维胃镜检查

纤维胃镜检查是当前公认诊断溃疡病准确率最高的方法。内镜观察可估计溃疡灶大小、溃疡周围炎症的轻重、溃疡表面有无血管暴露和评估药物治疗的效果，同时又可采取黏膜活检做病理组织学和细菌学检查。

六、诊断和鉴别诊断

诊断主要依靠症状、体征、X 线检查及纤维胃镜检查。由于小儿消化性溃疡的症状和体征不如成人典型，常易误诊和漏诊，对有临床症状的患儿应及时进行胃镜检查，尽早明确诊断。有腹痛者应与肠痉挛、蛔虫症、结石等鉴别；有呕血者在新生儿和小婴儿与新生儿出血症、食管裂孔疝、败血症鉴别；年长儿与食管静脉曲张破裂及全身出血性疾病鉴别。便血者与肠套叠、憩室、息肉、过敏性紫癜鉴别。

七、治疗

原则是消除症状，促进溃疡愈合，防止并发症的发生。

（一）一般治疗

饮食定时定量，避免过饥、过饱、过冷，避免过度疲劳及精神紧张。注意饮食，禁忌吃刺激性强的食物。

（二）药物治疗

1.抗酸和抑酸剂

目的是减低胃、十二指肠液的酸度，缓解疼痛，促进溃疡愈合。

（1）H_2 受体阻滞剂：可直接抑制组胺、阻滞乙酰胆碱和胃泌素分泌，达到抑酸和加速溃疡愈合的目的。常用西咪替丁,10～15 mg/(kg·d),分 4 次于饭前 10 分钟至 30 分钟口服;雷尼替丁,3～5 mg/(kg·d),每 12 小时 1 次,或每晚 1 次口服;或将上述剂量分 2～3 次,用 5%～10% 葡萄糖注射液稀释后静脉滴注,肾功能不全者剂量减半。疗程均为 4～8 周。

(2)质子泵抑制剂:作用于胃黏膜壁细胞,降低壁细胞中的 H^+、K^+-ATP 酶活性,阻抑 H^+ 从细胞质内转移到胃腔而抑制胃酸分泌。常用奥美拉唑,剂量为 0.7 mg/(kg·d),清晨顿服,疗程2～4周。

2.胃黏膜保护剂

(1)硫糖铝:常用剂量为 10～25 mg/(kg·d),分 4 次口服,疗程 4～8 周。肾功能不全者禁用。

(2)枸橼酸铋钾:剂量 6～8 mg/(kg·d),分 3 次口服,疗程 4～6 周。本药有导致神经系统不可逆损害和急性肾衰竭等不良反应,长期大剂量应用时应谨慎,最好有血铋监测。

(3)呋喃唑酮:剂量5～10 mg/(kg·d),分 3 次口服,连用 2 周。

(4)蒙脱石粉:麦滋林-S(marzulene-S)颗粒剂亦具有保护胃黏膜、促进溃疡愈合的作用。

3.抗 Hp 治疗

Hp 与小儿消化性溃疡的发病密切相关,根除 Hp 可显著地降低消化性溃疡的复发率和并发症的发生率。临床上常用的药物有:枸橼酸铋钾 6～8 mg/(kg·d)、阿莫西林(羟氨苄青霉素)50 mg/(kg·d)、克拉霉素 15～30 mg/(kg·d)、甲硝唑 25～30 mg/(kg·d)。

由于 Hp 栖居部位环境的特殊性,不易被根除,目前多主张联合用药(二联或三联)。以铋剂为中心药物的治疗方案为:枸橼酸铋钾 6 周＋阿莫西林 4 周,或＋甲硝唑 2～4 周,或＋呋喃唑酮 2 周。亦有主张使用短程低剂量二联或三联疗法者,即奥美拉唑＋阿莫西林或克拉霉素 2 周,或奥美拉唑＋克拉霉素＋甲硝唑 2 周,根除率可达95%以上。

(三)外科治疗

外科治疗的指征为:①急性大出血;②急性穿孔;③器质性幽门梗阻。

<<<

第六节　上消化道出血

上消化道出血指屈氏韧带以上的消化道,包括食管、胃、十二指肠、上段空肠及肝、胆、胰腺等病变引起的出血,包括胃空肠吻合术后的空肠病变出血,排除口腔、鼻咽、喉部出血和咯血。上消化道出血是儿科临床常见的急症。其常见原因为消化性溃疡、急慢性胃炎、肝硬化合并食管或胃底静脉曲张破裂、胃痛、应激性溃疡等。消化道出血可发生在任何年龄。临床表现为呕血、便血,大量的消化道出血可导致急性贫血及出血性休克。

一、诊断步骤

(一)病史采集要点

上消化道出血可以是显性出血,也可以是隐性出血。其主要症状是呕血。呕血是指上消化道疾病(屈氏韧带以上的消化器官,包括食管、胃、十二指肠、肝、胆、胰疾病)或全身性疾病所致的急性上消化道出血,血液经口腔呕出。呕血或呕红色血液提示上消化道出血常为急性出血,通常来源于动脉血管或曲张静脉。呕咖啡样血系因出血缓慢或停止,红色的血红蛋白受胃酸作用变成褐色的正铁血红素所致。便血常提示下消化道出血,也可因活动性上消化道出血迅速经肠道排出所致。黑便通常提示上消化道出血,但小肠或右半结肠的出血也可有黑便。通常上消化道出血量达 $100\sim200$ mL 时才会出现黑便,在 1 次严重的出血后黑便可持续数天之久,不一定表示持续性出血。隐血试验阴性的黑色粪便可能因摄入铁剂、铋剂或各种食物所致,不应误认为出血所致的黑便。长期隐性出血可发生于消化道的任何部位。

小儿各年龄组消化道出血的常见病因有所不同。新生儿期出血多为出生时咽下母血或新生儿出血症、新生儿败血症、新生儿坏死性小肠结肠炎、新生儿血小板减少性紫癜、胃坏死出血以及严重的酸中毒等。1 个月至 2 岁多为消化性溃疡、反流性食管炎等。2 岁以上多为消化道溃疡、胆管出血。此外,还见于血小板减少性紫癜、过敏性紫癜、血友病以及白血病、胃肠道畸形等,可发生于任何年龄。

有进食或服用制酸剂可缓解的上腹部疼痛史的患者,提示消化性溃疡病。然而许多溃疡病出血的患者并无疼痛史。出血前有呕吐或干呕提示食管的

Mallory-Weiss 撕裂(胃贲门黏膜撕裂综合征),然而有 50% 的撕裂症患者并无这种病史。出血史(如紫癜、瘀斑、血尿)可能表明是一种出血素质(如血友病)。服药史可揭示曾使用过破坏胃屏障和损害胃黏膜的药物(如阿司匹林,非甾体抗炎药),服用这些药物的数量和持续时间是重要的。

(二)体格检查

在对患者的生命体征作出评估后,体格检查应包括检查鼻咽部以排除来自鼻和咽部的出血。应寻找外伤的证据,特别是头、胸及腹部。蜘蛛痣、肝脾大和腹水是慢性肝病的表现。动静脉畸形尤其是胃肠黏膜的动静脉畸形可能与遗传性出血性毛细血管扩张症(Rendu-Osler-Weber 综合征)有关,其中消化道多发性血管瘤是反复发作性血管瘤的原因。皮肤指甲床和消化道的毛细血管扩张可能与硬皮病或混合性结缔组织病有关。

(三)门诊资料分析

急性消化道出血时,门诊化验应包括血常规、血型、出凝血时间、大便或呕吐物的隐血试验,肝功能及血肌酐、尿素氮等。

对疑有上消化道出血的患者应作鼻胃吸引和灌洗,血性鼻胃吸引物提示上消化道出血,但约 10% 的患者鼻胃吸引物阴性;咖啡样吸引物表明出血缓慢或停止;持续的鲜红色吸引物提示活动性大量出血。鼻胃吸引还有助于监测出血状况。

(四)进一步检查项目

1.内镜检查

在急性上消化道出血时,胃镜检查安全可靠,是当前首选的诊断方法,其诊断价值比 X 线钡剂检查为高,阳性率一般达 80% 以上。对一些 X 线钡剂检查不易发现的贲门黏膜撕裂症、糜烂性胃炎、浅溃疡,内镜可迅速作出诊断。X 线检查所发现的病灶(尤其存在两个病灶时),难以辨别该病灶是否为出血原因。而胃镜直接观察,即能确定,并可根据病灶情况作相应的止血治疗。

做纤维胃镜检查时应注意以下问题。

(1)胃镜检查的最好时机是在出血后 24～48 小时内进行。如若延误时间,一些浅表性黏膜损害部分或全部修复,从而使诊断的阳性率大大下降。

(2)处于失血性休克的患者,应首先补充血容量,待血压有所平稳后做胃镜较为安全。

(3)事先一般不必洗胃准备,但若出血过多,估计血块会影响观察时,可用冰水洗胃后进行检查。

2.X 线钡剂造影

尽管内镜检查的诊断价值比 X 线钡剂造影优越,但并不能取而代之。对已确定有上消化道出血而全视式内镜检查阴性或不明确的患者,也可考虑进行上消化道钡餐检查,因为一些肠道的解剖部位不能被一般的内镜窥见,而且由于某些内镜医师经验不足,有时会遗漏病变,这些都可通过 X 线钡剂检查得以补救。但在活动性出血后不宜过早进行钡剂造影,否则会引起再出血或加重出血。一般主张在出血停止、病情稳定 3 天后谨慎操作。注意残留钡剂可干扰选择性动脉造影及内镜的检查。

3.放射性核素扫描

经内镜及 X 线检查阴性的病例,可做放射性核素扫描。其方法是采用核素(例如 ^{99m}Tc)标记患者的红细胞后,再从静脉注入患者体内。当有活动性出血,而出血速度能达到 0.1 mL/min,核素便可以显示出血部位。注射 1 次 ^{99m}Tc 标记的红细胞,可以监视患者消化道出血达 24 小时。经验证明,若该项检查阴性,则选择性动脉造影检查亦往往阴性。

4.选择性动脉造影

当消化道出血经内镜和 X 线检查未能发现病变时,应做选择性动脉造影。若造影剂外渗,能显示出血部位,则出血速度至少在 0.5～1 mL/min(750～1 500 mL/d)。故最适宜于活动性出血时做检查,阳性率可达 50%～77%。而且,尚可通过导管滴注血管收缩剂或注入人工栓子止血。禁忌证是碘过敏或肾衰竭等。

二、诊断对策

(一)诊断要点

1.首先鉴别是否消化道出血
临床上常须鉴别呕血与咯血(详见表 5-1)。

2.失血量的估计
对进一步处理极为重要。一般每天出血量在 5 mL 以上,大便色不变,但隐血试验就可以为阳性,50 mL 以上出现黑便。以呕血、便血的数量作为估计失血量的资料,往往不太精确。因为呕血与便血常分别混有胃内容与粪便,另一方面部分血液尚贮留在胃肠道内,仍未排出体外。因此可以根据血容量减少导致周围循环的改变,作出判断。

(1)一般状况：失血量少,血容量轻度减少,可由组织液及脾贮血所补偿,循环血量在 1 小时内即得改善,故可无自觉症状。当出现头晕、心慌、冷汗、乏力、口干等症状时,表示急性失血量较大;如果有晕厥、四肢冰凉、尿少、烦躁不安时,表示出血量大,若出血仍然继续,除晕厥外,尚有气短、无尿。

表 5-1　呕血与咯血的鉴别

鉴别项目	咯血	呕血
病因	TB、支扩、肺炎、肺脓肿、肺癌、心脏病	消化性溃疡、肝硬化、胃癌
出血前症状	喉部痒感、胸闷、咳嗽	上腹不适、恶心、呕吐等
颜色	鲜红	棕黑、暗红、有时鲜红
出血方式	咯出	呕出
血中混合物	痰,泡沫	食物残渣、胃液
反应	碱性	酸性
黑便	除非咽下,否则没有	有,可为柏油便、呕血停止后仍持续数天
出血后痰性状	常有血痰数天	无痰

(2)脉搏:脉搏的改变是失血程度的重要指标。急性消化道出血时血容量锐减、最初的机体代偿功能是心率加快。小血管反射性痉挛,使肝、脾、皮肤血窦内的储血进入循环,增加回心血量,调整体内有效循环量,以保证心、肾、脑等重要器官的供血。一旦由于失血量过大,机体代偿功能不足以维持有效血容量时,就可能进入休克状态。所以,当大量出血时,脉搏快而弱(或脉细弱),脉搏每分钟增至 100 次以上,再继续失血则脉搏细微,甚至扪不清。有些患者出血后,在平卧时脉搏、血压都可接近正常,但让患者坐或半卧位时,脉搏会马上增快,出现头晕、冷汗,表示失血量大。如果经改变体位无上述变化,测中心静脉压又正常,则可以排除有过大出血。

(3)血压:血压的变化同脉搏一样,是估计失血量的可靠指标。当急性失血占总血量的 20% 以上时,收缩压可正常或稍升高,脉压缩小。尽管此时血压尚正常,但已进入休克早期,应密切观察血压的动态改变。急性失血占总血量的 20%～40% 时,收缩压可降至 9.33～10.67 kPa(70～80 mmHg),脉压小。急性失血占总血量的 40% 时,收缩压可降至 6.67～9.33 kPa(50～70 mmHg),更严重的出血,血压可降至零。

(4)血常规:血红蛋白测定、红细胞计数、血细胞比容可以帮助估计失血的程度。但在急性失血的初期,由于血浓缩及血液重新分布等代偿机制,上述数值可以暂时无变化。一般需组织液渗入血管内补充血容量,即 3~4 小时后才会出现血红蛋白下降,平均在出血后 32 小时,血红蛋白可被稀释到最大限度。如果患者出血前无贫血,血红蛋白在短时间内下降至 7 g 以下,表示出血量大。大出血后 2~5 小时,白细胞计数可增高,但通常不超过 $15×10^9/L$。然而在肝硬化、脾功能亢进时,白细胞计数可以不增加。

(5)尿素氮:上消化道大出血后数小时,血尿素氮增高,1~2 天达高峰,3~4 天内降至正常。如再次出血,尿素氮可再次增高。尿素氮增高是由于大量血液进入小肠,含氮产物被吸收。而血容量减少导致肾血流量及肾小球滤过率下降,则不仅尿素氮增高,肌酐亦可同时增高。如果肌酐在 133 $\mu mol/L$(1.5 mg/dL)以下,而尿素氮>14.28 mmol/L(40 mg/dL),则提示上消化道出血量大。

3.失血恢复的评价

绝大多数消化道出血患者可自动停止(如约 80% 无门脉高压的上消化道出血患者可自行停止)。大量出血常表现为脉率每分钟>110 次,收缩压<13.3 kPa(100 mmHg),直立位血压下降≥2.1 kPa(16 mmHg),少尿、四肢湿冷和由于脑血流灌注减少所致的精神状态的改变(精神错乱、定向力障碍、嗜睡、意识丧失、昏迷)。红细胞比容是失血的有价值指标,但若出血在几小时前发生,则不一定准确,因为通过血液稀释完全恢复血容量需要数小时。若有进一步出血的危险、血管并发症、合并其他病态或严重疾病者,通常需要输血使红细胞比容维持在30 左右。在血容量适量恢复后,还需严密观察继续出血的征象(如脉搏加快、血压下降、呕新鲜血液、再次出现稀便或柏油样便等)。

(二)临床类型

消化道出血病因大致可归纳为四类。

1.出血性疾病

新生儿自然出血、过敏性出血(特别是过敏性紫癜)、血友病、白血病等。

2.感染性疾病

新生儿败血症、出血性肠炎、肠伤寒出血、胆管感染出血等。

3.胃肠道局部病变出血

常见病因有食管静脉曲张(门静脉压增高症)、婴幼儿溃疡病出血、异位或迷走胰、胃肠道血管瘤等。

(三)鉴别诊断要点

1.有严重消化道出血的患者

胃肠道内的血液尚未排出体外,仅表现为休克,此时应注意排除心源性休克(急性心肌梗死)、感染性或过敏性休克,以及非消化道的内出血(宫外孕或主动脉瘤破裂)。若发现肠鸣音活跃,肛检有血便,则提示为消化道出血。

2.出血的病因诊断

对消化道大出血的患者,应首先治疗休克,然后努力查找出血的部位和病因,以决定进一步的治疗方针和判断预后。上消化道出血的原因很多,大多数是上消化道本身病变所致,少数是全身疾病的局部表现。常见的病因包括溃疡病、肝硬化所致的食管、胃底静脉曲张破裂和急性胃黏膜损害。其他少见的病因有食管裂孔疝、食管炎、贲门黏膜撕裂症、十二指肠球炎、胃平滑肌瘤、胃黏膜脱垂、胆管出血等。

(1)消化性溃疡病:出血是溃疡病的常见并发症。溃疡病出血约占上消化道出血病例的 50%,其中尤以十二指肠球部溃疡居多。致命性出血多属十二指肠球部后壁或胃小弯穿透溃疡腐蚀黏膜下小动脉或静脉所致。部分病例可有典型的周期性、节律性上腹疼痛,出血前数天疼痛加剧,出血后疼痛减轻或缓解。这些症状,对溃疡病的诊断很有帮助。但有 30% 溃疡病合并出血的病例并无上述临床症状。溃疡病除上腹压痛外,无其他特异体征,尽管如此,该体征仍有助于鉴别诊断。

(2)食管、胃底静脉曲张破裂:绝大部分病例是由于肝硬化、门脉高压所致。临床上往往出血量大,呕出鲜血伴血块,病情凶险,病死率高。如若体检发现有黄疸、肝掌、蜘蛛痣、脾大、腹壁静脉怒张、腹水等体征,诊断肝硬化不难。但确定出血原因并非容易。一方面大出血后,原先肿大的脾脏可以缩小,甚至扪不到,造成诊断困难;另一方面肝硬化并发出血并不完全是由于食管、胃底静脉曲张破裂,有 1/3 病例合并溃疡病或糜烂性胃炎出血。肝硬化合并溃疡病的发生率颇高。肝硬化合并急性糜烂性胃炎,可能与慢性门静脉淤血造成缺氧有关。因此,当临床不能肯定出血病因时,应尽快作胃镜检查,以便及时作出判断。

(3)急性胃黏膜损害:急性胃黏膜损害包括急性应激性溃疡病和急性糜烂性胃炎两种疾病。而两者主要区别在于病理学,前者病变可穿透黏膜层,以致胃壁穿孔;后者病变表浅,不穿透黏膜肌层。以前的上消化道出血病例中,诊断急性胃黏膜损害仅有 5%。自从开展纤维胃镜检查,使急性胃黏膜损害的发现占上消化道出血病例的 15%~30%。①急性糜烂性胃炎:应激反应、酗酒或服用某些药物(如阿司匹林、吲哚美辛、利血平、肾上腺皮质激素等)可引起糜烂性胃炎。病灶表浅,呈多发点、片状糜烂和渗血。②急性应激性溃疡:这是指在应激状态下,胃和十二指肠以及偶尔在食管下端发生的急性溃疡。应激因素常见有烧伤、外伤或大手术、休克、败血症、中枢神经系统疾病以及心、肺、肝、肾衰竭等严重疾病。

　　严重烧伤所致的应激性溃疡称柯林(Curling)溃疡,颅脑外伤、脑肿瘤及颅内神经外科手术所引起的溃疡称库兴(Cushing)溃疡,应激性溃疡的发生机制是复杂的。严重而持久的应激会引起交感神经强烈兴奋,血中儿茶酚胺水平增高,导致胃、十二指肠黏膜缺血。在许多严重应激反应的疾病中,尤其是中枢神经系统损伤时,可观察到胃酸和胃蛋白酶分泌增高(可能是通过丘脑下部-垂体-肾上腺皮质系统兴奋或因颅内压增高直接刺激迷走神经核所致)从而使胃黏膜自身消化。至于应激反应时出现的胃黏膜屏障受损和胃酸的 H^+ 回渗,亦在应激性溃疡的发病中起一定作用。归结起来是由于应激反应造成神经-内分泌失调,造成胃、十二指肠黏膜局部微循环障碍,胃酸、胃蛋白酶、黏液分泌紊乱,结果形成黏膜糜烂和溃疡。溃疡面常较浅,多发,边缘不规则,基底干净。临床主要表现是难以控制的出血,多数发生在疾病的第2～15天。因患者已有严重的原发疾病,故预后多不良。

　　(4)食管-贲门黏膜撕裂症:本症是引起上消化道出血的重要病因,约占8%。有食管裂孔疝的患者更易并发本症。多数发生在剧烈干呕或呕吐后,造成贲门或食管下端黏膜下层的纵行性裂伤,有时可深达肌层。常为单发,亦可多发,裂伤长度一般0.3～2 cm。出血量有时较大甚至发生休克。

　　(5)食管裂孔疝:多属食管裂孔滑动疝,食管胃连接处经横膈上的食管裂孔进入胸腔。由于食管下段、贲门部抗反流的保护机制丧失,易并发食管黏膜水肿、充血、糜烂甚至形成溃疡。食管炎以及疝囊的胃出现炎症可出血。以慢性渗血多见,有时大量出血。

　　(6)胆管出血:肝化脓性感染、肝外伤、胆管结石及出血性胆囊炎等可引起胆管出血。临床表现特点是出血前有右上腹绞痛,若同时出现发热、黄疸,则常可明确为胆管出血。出血后血凝块可阻塞胆管,使出血暂停。待胆汁自溶作用,逐渐增加胆管内压,遂把血凝块排出胆管,结果再度出血。因此,胆管出血有间歇发作倾向。此时有可能触及因积血而肿大的胆囊,积血排出后,疼痛缓解,肿大的胆囊包块亦随之消失。

三、治疗对策

(一)治疗原则

呕血、黑便或便血在被否定前应被视为急症。在进行诊断性检查之前或同时,应采用输血和其他治疗方法以稳定病情。所有患者需要有完整的病史和体格检查、血液学检查包括凝血功能检查(血小板计数、凝血酶原时间及部分凝血酶原时间),肝功能试验(胆红素、碱性磷酸酶、清蛋白、谷丙转氨酶、谷草转氨酶)以及血红蛋白和红细胞比容的反复监测。

1.一般治疗

加强护理,密切观察,安静休息,大出血者禁食。

2.补充有效循环血量

(1)补充晶体液及胶体液。

(2)中度以上出血,根据病情需要适量输血。

3.根据出血原因和性质选用止血药物

(1)炎症性疾病引起的出血:可用 H_2 受体阻滞剂,质子泵抑制剂。

(2)亦可用冰水加去甲肾上腺素洗胃。

(3)食管静脉曲张破裂出血:用三腔管压迫止血;同时以垂体后叶素静脉注射,再静脉滴注维持直至止血。

(4)凝血酶原时间延长者:可以静脉注射维生素 K_1,每天 1 次,连续使用 3～6 天;安络血,肌内注射或经胃管注入胃腔内,每 2～4 小时用 1 次。以适量的生理盐水溶解凝血酶,配成每毫升含50～500单位的溶液,口服或经胃镜局部喷洒,每 1～6 小时用 1 次。

4.内镜下止血

(1)食管静脉曲张硬化剂注射。

(2)喷洒止血剂。

(3)高频电凝止血。

(4)激光止血。

(5)微波组织凝固止血。

(6)热凝止血。

5.外科治疗

经保守治疗,活动性出血未能控制,宜及早考虑手术治疗。

(二)治疗计划

上消化道大出血的治疗原则是在积极抢救休克的同时进一步查明出血原因,随时按可能存在的病因做必要的检查和化验。一般是尽可能以非手术方法控制出血,纠正休克,争取条件确定病因诊断及出血部位,为必要的手术做好准备。在活动性消化道出血,特别是有咽反射功能不全和反应迟钝或意识丧失的患者中,由吸入血液所致的呼吸道并发症常可成为该病发病率和病死率的主要原因。为了防止意识改变这种并发症,应考虑作气管内插管以保证呼吸道畅通。

除按照一般原则抢救休克外,大出血的抢救尚须从下列四方面考虑。

1.镇静疗法

巴比妥类为最常用的镇静剂。吗啡类药物对出血效果较好,但须注意对小儿抑制呼吸中枢的危险性。应用冬眠合剂(降温或不降温方法),对严重出血患儿有保护性作用。但应特别注意对休克或休克前期患儿的特殊抑制作用,一般镇静剂均可使休克患儿中枢衰竭而致死亡,因此应先输液、输血、纠正血容量后,再给镇静剂。使用冬眠快速降温常可停止出血,延长生命,有利于抢救。

2.输液、输血疗法

等量快速输液、输血为抢救大出血的根本措施。一般靠估计失血量,以半小时内30～50 mL/kg速度加压输入。输完第一步血后测量血压如不升,可重复半量为第二步,以后可再重复半量(20～30 mL/kg),直至血压稳定为止。一般早期无休克之出血,可以输浓缩红细胞,有利于预防继续出血;晚期有休克时,应先输碱性等渗液及低分子右旋糖酐后再输浓缩红细胞,以免增加血管内凝血的机会。血红蛋白低于60 g/L则需输浓缩红细胞。一般输血输液后即可纠正休克,稳定血压;如仍不能升压,则应考虑出血不止而进行必要的止血手术。大量出血有时较难衡量继续出血的速度、肠腔内存血情况及休克引起心脏变化等。血容量是否已恢复,是否仍需输血输液,可借助于中心静脉压的测定。静脉压低,就可大量快速加压输血(液)每次20～30 mL/kg,以后再测静脉压,如仍低则再输血或输液,直至动脉压上升,中心静脉压正常为止。如果动脉压上升而中心静脉压仍低,则需再输一份,以防血压再降,休克复发。如静脉压过高,则立刻停止静脉输血,此时如估计血容量仍未补足,动脉压不升,则应改行动脉输血或输液,一份血(液)量仍为 20～30 mL/kg。同时根据周围循环情况使用多巴胺、654-2,山莨菪碱等血管舒张药,根据心脏功能迅速使用速效强心剂,如毛花苷 C 或毒毛旋花子甙等,使心脏迅速洋地黄化。这样可以比较合理地控制输血量、心脏与动静脉活动情况。

3.止血药的应用

一般是从促进凝血方面用药。大出血,特别是曾使用大量代血浆或枸橼酸血者,同时给予 6-氨基己酸为宜(小儿 1 次剂量为 1～2 g,静脉滴注时浓度为 6-氨基己酸 2 g 溶于 50 mL 葡萄糖或生理盐水中);也可用对羧基苄胺,其止血作用与前药相同,但作用较强,每次 100 mg 可与生理盐水或葡萄糖注射液混合滴入。新生儿出血宜使用维生素 K_1 肌内注射。出血患儿准备进行可能导致一些损伤的检查或手术以前,注射止血敏可减少出血。疑有其他凝血病或出血病者,按情况使用相应药物如凝血酶原。疑为门脉压高而出血者,可注射垂体后叶素,以葡萄糖水稀释滴入。疑为幽门溃疡出血者,可静脉注射阿托品 0.05 mg/kg,或山莨菪碱等类似药物。局部用药如凝血酶及凝血物质,中药云南白药等均可口服或随洗胃注入胃内;引起呕吐者,则应避免口服。

4.止血术

对有局限出血病灶者,首先考虑内镜检查同时止血,一般食管、胃、十二指肠及胆管出血均可鉴别,并能进行必要的处理。如无内镜条件,或患儿不能耐受内镜,最可靠的止血术是外科手术止血。但外科手术需要一定的条件,最起码的条件是出血部位的大致确定,从而决定手术途径及切口的选择。至少要区别食管出血或胃肠出血,以决定进行开胸或开腹探查。使用气囊导尿管或三腔气囊管,成人用管也可用于小儿,但需根据食管的长度,适当减短食管气囊上方的长度,以防压迫气管。在止血的同时还可对出血部位进行鉴别。经鼻(婴儿可经口)插入胃中,吹起气囊,拉紧后将管粘在鼻翼上或加牵引,使压住贲门,而把胃与食管分隔成两室。然后以另一鼻孔将另一导尿管插入食管,用盐水冲洗(注意小量冲洗,以免水呛入气管)。如果食管内无出血,则可很快洗清。如果冲洗时仍有不同程度的出血,则可判断为食管(静脉曲张)出血。查完食管后,还可再经过该管的胃管冲洗,如能很快冲洗成清水,则可说明胃内无出血。如始终有鲜血洗出,则不能排除胃、十二指肠段出血,则需开腹探查胃、十二指肠(切开探查)、胆管、胰腺。屈氏韧带下用肠钳闭合空肠后冲洗。如果洗胃证明出血不在胃、十二指肠,则可直接探查小肠。小肠出血一般透过肠壁可以看到,但大量出血时,常不易看出原出血灶,则需采取分段夹住肠管后穿刺冲洗肠腔的办法。

一般消化道大出血,绝大多数可经非手术治疗而止血,当呕血、便血停止,排出正常黄色大便,或留置胃管的吸出物已无血时,应立即检查大便及胃液有无潜血。出血停止后,一般情况恢复,条件许可时,应再做如下检查:①钡餐 X 线检查若怀疑为上消化道出血,如食管静脉曲张、胃及十二指肠溃疡,可行上消化道钡餐 X 线检查；②纤维内镜检查胃、十二指肠镜可诊断与治疗胃、十二指肠病变及逆行胆管造影诊断肝胆病变。不少大出血患儿 1 次出血后，查不出任何原因，并且也不再发生出血。即使有过一两次大出血发作，而无明确的局部出血灶病变者，均不宜采取手术探查。但宜努力检查，争取明确诊断。只有出血不止，威胁生命，或屡次出血，严重影响健康（贫血不能控制）时，才考虑诊断性探查手术。

（三）治疗方案的选择

1.迅速补充血容量

大出血后，患者血容量不足，可处于休克状态，此时应首先补充血容量。在着手准备输血时，立即静脉输液。强调不要一开始单独输血而不输液，因为患者急性失血后血液浓缩，血较黏稠，此时输血并不能更有效地改善微循环的缺血、缺氧状态。因此主张先输液，或者紧急时输液、输血同时进行。当收缩压在 6.67 kPa（50 mmHg）以下时，输液、输血速度要适当加快，甚至需加压输血，以尽快把收缩压升高至10.67～12 kPa（80～90 mmHg）水平，血压能稳住则减慢输液速度。输入库存血较多时，每 600 mL 血应静脉补充葡萄糖酸钙 10 mL。对肝硬化或急性胃黏膜损害的患者，尽可能采用新鲜血。对于有心、肺、肾疾病者，要防止因输液、输血量过多、过快引起的急性肺水肿。因此，必须密切观察患者的一般状况及生命体征变化，尤其要注意颈静脉的充盈情况，最好通过测定中心静脉压来监测输入量。血容量已补足的指征有下列几点：四肢末端由湿冷、青紫转为温暖、红润；脉搏由快、弱转为正常、有力；收缩压接近正常，脉压 >4 kPa（30 mmHg）；肛温与皮温差从 >3 ℃转为< 1 ℃；尿量>30 mL/h；中心静脉压恢复正常（5～13 cmH$_2$O）。

2.止血

应针对不同的病因，采取相应的止血措施。

（1）非食管静脉曲张出血的治疗。①组胺 H$_2$ 受体阻滞剂和抗酸剂：胃酸在上消化道出血发病中起重要作用，因此抑制胃酸分泌及中和胃酸可达到止血的效果。消化性溃疡、急性胃黏膜损害、食管裂孔疝、食管炎等引起的出血，用该法止血效果较好。组胺 H$_2$ 受体阻滞剂有西咪替丁（甲氰咪胍，cimetidine）及雷尼替丁（Ranitidine）等，已在临床广泛应用。甲氰咪胍口服后小肠吸收快，1～2 小时血浓度达高峰，抑酸分泌6 小时。一般用口服，禁食者用静脉制剂。雷尼替丁抑酸作用比甲氰咪胍强 6 倍。抑酸作用最强的药是质子泵抑制剂洛赛克（Losec）。②灌注去甲肾上腺素：去甲肾上腺素可以刺激 α-肾上腺素能受体，使血管收缩而止血。胃出血时可用去甲肾上腺素 8 mg，加入冷生理盐水 100～

200 mL,经胃管灌注或口服,每0.5～1小时灌注1次,必要时可重复3～4次。应激性溃疡或出血性胃炎避免使用。③内镜下止血法:内镜下直接对出血灶喷洒止血药物;高频电凝止血:电凝止血必须确定出血的血管方能进行,决不能盲目操作。因此,要求病灶周围干净。如若胃出血,电凝止血前先用冰水洗胃。对出血凶猛的食管静脉曲张出血,电凝并不适宜。操作方法是用凝固电流在出血灶周围电凝,使黏膜下层或肌层的血管凝缩,最后电凝出血血管。单极电凝比双极电凝效果好,首次止血率为88％,第二次应用止血率为94％。激光止血:近年可供作止血的激光有氩激光(argon laser)及石榴石激光(Nd.YAG)两种。止血原理是由于光凝作用,使照射局部组织蛋白质凝固,小血管内血栓形成。止血成功率在80％～90％,对治疗食管静脉曲张出血的疗效意见尚有争议。激光治疗出血的并发症不多,有报道个别发生穿孔、气腹以及照射后形成溃疡,导致迟发性大出血等。局部注射血管收缩药或硬化剂经内镜用稀浓度即1/10 000肾上腺素做出血灶周围黏膜下注射,使局部血管收缩,周围组织肿胀压迫血管,起暂时止血作用。继之局部注射硬化剂如1％十四烃基硫酸钠,使血管闭塞。有人用纯酒精作局部注射止血。该法可用于不能耐受手术的患者。放置缝合夹子内镜直视下放置缝合夹子,把出血的血管缝夹止血,伤口愈合后金属夹子会自行脱落,随粪便排出体外。该法安全、简便、有效,可用于消化性溃疡或应激性溃疡出血,特别对小动脉出血效果更满意。动脉内灌注血管收缩药或人工栓子经选择性血管造影导管,向动脉内灌注垂体加压素,0.1～0.2 U/min连续20分钟,仍出血不止时,浓度加大至0.4 U/min。止血后8～24小时减量。注入人工栓子一般用吸收性明胶海绵,使出血的血管被堵塞而止血。

(2)食管静脉曲张出血的治疗。①气囊填塞:一般用三腔二囊管或四腔二囊管填塞胃底及食管中、下段止血。其中四腔二囊管专有一管腔用于吸取食管囊以上的分泌物,以减少吸入性肺炎的发生。食管囊和胃囊注气后的压力要求在4.67～5.33 kPa(35～40 mmHg),使之足以克服门脉压。初压可维持12～24小时,以后每4～6小时放气1次,视出血活动程度,每次放气5～30分钟,然后再注气,以防止黏膜受压过久发生缺血性坏死。另外要注意每1～2小时用水冲洗胃腔管,以免血凝块堵塞孔洞,影响胃腔管的使用。止血24小时后,放气观察1～2天才拔管。拔管前先喝些花生油,以便减少气囊与食管壁的摩擦。气囊填塞对中、小量食管静脉曲张出血效果较佳,对大出血可作为临时应急措施。止血有效率在40％～90％不等。②垂体加压素:该药使内脏小血管收缩,从而降低门静脉压力以达到止血的目的。对中、小量出血有效,大出血时需配合气囊填塞。近年采用周围静脉持续性低流量滴注法,剂量0.2～0.3 U/min,止血后减为0.1～0.2 U/min维持 8～12 小时后停药,当有腹痛出现时可减慢速度。③内镜硬化治疗:近年不少报道用硬化治疗食管静脉曲张出血,止血率在86％～95％。有主张在急性出血时做,但多数意见主张先用其他止血措施,待止血 12 小时或 1～5 天后进行。硬化剂有 1‰十四烃基硫酸钠、5％鱼肝油酸钠及 5％油酸乙醇胺等多种。每周注射 1 次,4～6 周为 1 个疗程。并发症主要有食管穿孔、狭窄、出血、发热、胸骨后疼痛等。一般适于对手术不能耐受的患者。胃底静脉曲张出血治疗较难,有使用血管黏合剂止血成功。④抑制胃酸及其他止血药虽然控制胃酸不能直接对食管静脉曲张出血起止血作用,但严重肝病时常合并应激性溃疡或糜烂性胃炎,故肝硬化发生上消化道出血时可给予控制胃酸的药物。雷尼替丁对肝功能无明显影响,较甲氰咪胍为好。

3.手术治疗

在消化道大出血时做急症手术往往并发症及病死率比择期手术高,所以尽可能先采取内科止血治疗。只有当内科止血治疗无效,而出血部位明确时,才考虑手术治疗止血。手术疗法在上消化道出血的治疗中仍占重要的地位,尤其是胃十二指肠溃疡引起的出血,如经上述非手术疗法不能控制止血,患者的病情稳定,手术治疗的效果是令人满意的。凡对出血部位及其病因已基本弄清的上消化道出血病例,经非手术治疗未能奏效者,可改用手术治疗。手术的目的是首先控制出血,然后根据病情许可对病变部位做彻底的手术治疗。如经各种检查仍未能明确诊断而出血仍不停止者,可考虑剖腹探查,找出病因,针对处理。

第六章 儿科泌尿系统疾病诊治

第一节 泌尿系统感染

泌尿系统感染(UTI)是由病原体直接侵入尿路,在尿液中生长繁殖,并侵犯尿路黏膜或组织而引起损伤。感染可累及上、下泌尿道,因定位困难统称为泌尿系统感染。

一、病因及分类

(一)病因

小儿容易发生尿路感染有其自身的生理解剖特点,因此在临床上也与成人不尽相同。

1.生理解剖特点

小儿时期的生理解剖具有特殊性,因而易患泌尿系统感染。

(1)婴幼儿输尿管相对较长而弯曲,管径相对宽,管壁肌肉及弹力纤维发育不良,因而易被压扁、扭曲,发生尿流不畅,易致感染。女婴尿道短粗,外口暴露,易被粪便污染。卫生习惯不良也是造成感染的因素之一。

(2)婴幼儿泌尿道局部的抗感染能力差,如上皮的抗病能力、局部的pH、分泌型 IgA 都与成人不完全一样,也是促发尿路感染的又一个因素。

2.病理因素

各种原因引起的尿滞留,包括先天性和后天性两种。

(1)先天尿路畸形:肾盂输尿管连接处狭窄、后尿道瓣膜、严重尿道下裂、尿道外口瓣膜、多囊肾、马蹄肾等。

(2)后天性因素:有尿路结石、神经性膀胱、腹水肿物压迫尿路、肿瘤造成尿路梗阻等。

此外,泌尿道器械检查、导尿、寄生虫感染、维生素 A 缺乏,以及全身健康状况不良等也是导致尿路感染的诱因。

3.常见的致病菌

80％～90％由肠道杆菌致病。在首发的原发性尿路感染病例中,最常见的是大肠埃希菌,其次为变形杆菌、克雷伯杆菌及副大肠埃希菌等。少数为粪链球菌和金黄色葡萄球菌等,偶由病毒、支原体或真菌引起。

(1)治疗不彻底或伴尿路结构异常者,细菌易产生耐药性,可致反复感染,迁延不愈,转为慢性。

(2)有时由于抗生素的作用,细菌产生变异,细胞膜破裂,不能保持原有状态,但在肾脏髓质高渗环境中仍可继续生存,如停药过早,细菌恢复原状仍可致病。

4.感染途径

(1)上行感染为致病菌从尿道口上行引起膀胱、肾盂和肾间质的感染,多见于女孩。

(2)血行感染多发生在新生儿及小婴儿,常见于脓疱病、肺炎、败血症病程中,细菌随血清进入肾实质及肾盂引起泌尿系统感染。

(3)少数可由淋巴通路及邻近器官或组织直接波及所致。

(4)尿路器械检查也可为感染途径。

(二)分类

(1)小儿泌尿系统感染按病情缓急可分为急性和慢性泌尿系统感染。急性泌尿系统感染是指病程在 6 个月以内;慢性泌尿系统感染是指病程在 6 个月以上,病情迁延者。

(2)根据感染部位分为上尿路感染即肾盂肾炎,下尿路感染即膀胱炎和尿道炎。

(3)按功能和解剖学上是否存在异常可分为复杂性和非复杂性泌尿系统感染。伴有泌尿系解剖和功能异常者为复杂性泌尿系统感染,反之为非复杂性泌尿系统感染。

(4)按症状有无分为症状性泌尿系统感染和无症状性泌尿系统感染。发病有症状者称症状性泌尿系统感染,多见于医院就诊的患儿;无自觉症状仅在尿筛查时发现,称无症状性泌尿系统感染。

(5)按发作的特点分为初发和再发,再发又可分为复发和再感染。复发是指尿路感染治疗后,菌尿一度消失,但停药 4~6 周后同一细菌引起的菌尿再次出现。每次培养所得细菌同属一个血清类型,则证实为真正复发,提示治疗失败或不彻底。再感染是指经治疗后症状消失,菌尿转阴,于停药 6 周后症状再现,菌落计数大于 $10^5/mL$,但菌种(株)与前次不同。

二、诊断

(一)临床表现

因年龄和泌尿系统感染部位不同而异,年长儿与成人相似,年幼儿以全身症状为主要表现,泌尿系统症状不易表达或不明显。

1.新生儿期

通过血行或上行感染,男性发病多于女性,全身症状明显,表现如败血症,有体重下降、发热或体温不升、苍白、发绀、黄疸、呕吐、腹泻、嗜睡感、激动及喂养困难等(30%血培养与尿培养一致)。

2.婴幼儿期

婴幼儿期以上行感染多见,女孩占多数,全身中毒症状严重而尿路局部症状轻微或缺如。常以发热最突出,而呕吐、腹泻、食欲缺乏、精神萎靡或烦躁、面色苍白等其他全身症状也较明显,偶发惊厥。排尿时哭闹、尿频、新近出现遗尿或有顽固性尿布疹应想到本病。

3.学龄前和学龄期

年长儿上尿路感染除发热、寒战、腹痛等全身症状外,常伴腰痛和肾区叩击痛;下尿路感染以尿频、尿急、尿痛、排尿困难或一过性血尿为主。

(二)实验室检查

1.尿常规

清洁中段尿,离心后 WBC(白细胞)≥10 个/HPF 或不离心 WBC≥5 个/HPF,偶见成堆,红细胞少见,可有微量蛋白和白细胞管型。

2.尿培养及菌落计数

中段尿培养有细菌生长,且菌落计数大于 $10^5/mL$ 可确诊,$10^4～10^5/mL$ 为可疑,小于 $10^4/mL$ 多是污染。若细菌数小于 $10^5/mL$ 而症状明显,2 次培养得同一细菌,仍有诊断价值。若高度怀疑尿路感染而常规培养阴性,必要时应做 L 型菌培养和厌氧菌培养。

3.尿涂片检菌

油镜下每视野找到 1 个细菌,提示培养计数大于 $10^5/mL$。

4.耻骨上膀胱穿刺尿液培养

只要有细菌生长即可确诊。

5.离心尿沉渣涂片

革兰氏染色找菌,细菌大于 1 个/HPF,结合临床尿感症状即可确诊。

(三)影像学检查

以了解肾脏大小、有无瘢痕形成、肾脏受累程度及是否有畸形、梗阻、结石、积水及肿物等影响治疗及加重感染的因素。

影像学检查包括双肾 B 超检查、静脉尿路造影,如怀疑膀胱输尿管反流(VUR),应做排泄性膀胱尿道造影。磁共振在评价肾瘢痕时敏感性为 100%,然而特异性只有 78%,故在评价肾瘢痕时不能取代 ^{99m}Tc 二巯基丁二酸扫描。

三、鉴别诊断

(一)急性肾小球肾炎

初期偶有膀胱刺激症状,但水肿较明显,伴少尿、高血压,尿常规红细胞较多,血补体 C_3 可下降,但无菌尿。肾穿刺肾脏病理组织学检查和细菌培养有助于两者鉴别。

(二)肾结核

若累及膀胱,可有血尿、脓尿和膀胱刺激症状。但起病缓慢,有结核中毒症状,PPD 试验阳性,尿培养找到结核杆菌,肾盂造影显示肾盂、肾盏破坏有助于诊断。

(三)出血性膀胱炎

出血性膀胱炎可作为尿路感染的特殊类型,在成人多由大肠埃希菌引起,儿童多由腺病毒 11 型、21 型引起。急性起病,男性多见,有严重的肉眼血尿和膀胱刺激症状,膀胱区有压痛。尿常规检查有大量的红细胞、少量白细胞,尿培养阴性。症状在 3～4 天内自然缓解,病程不超过 7 天,B 超检查肾脏正常,膀胱壁不规则增厚。

四、规范化治疗

(一)一般治疗

急性感染时应卧床休息,多饮水,勤排尿,减少细菌在膀胱内停留时间。女孩应注意外阴部清洁,积极治疗蛲虫。

（二）抗感染治疗

应早期积极应用抗生素治疗。

1.药物选择的一般依据

（1）对肾盂肾炎应选择血浓度高的药物,而下尿路感染则应选择尿浓度高的药物如呋喃类或磺胺类抗菌药。

（2）尿培养及药物敏感结果。

（3）肾损害少的药物。

2.急性初次感染

经以下药物治疗,症状多于 2～3 天内好转、菌尿消失。如治疗 2～3 天症状仍不见好转或菌尿持续存在,多表明细菌对该药可能耐药,应及早调整,必要时可两种药物联合应用。

（1）呋喃妥因:每天 5～10 mg/kg,分 3 次口服。

（2）氨苄西林:每天 50～100 mg/kg,分 2～3 次口服,也可肌内注射或静脉注射。

（3）头孢噻肟钠:每天 100～200 mg/kg,分 3 次静脉注射。

（4）头孢曲松钠:每天 50～75 mg/kg,分 2 次肌内注射或静脉注射。

急性期用药 2～3 周,重症 6～8 周。停药 2 周后尿培养 2 次阴性为临床痊愈。

（三）积极矫治尿路畸形

膀胱输尿管反流（VUR）最常见,其次是尿路梗阻和膀胱憩室,一经证实应及时予以矫治,否则泌尿系统感染难被控制。

五、预后

患儿可有复发或再感染,但大多预后良好,慢性病例 1/4 可治愈,其中部分患儿感染后有肾瘢痕形成,影响肾的发育,迁延多年发展至肾功能不全。特别对伴有先天性尿路畸形或尿路梗阻者,如未及时矫治,预后不良。

由于本病容易复发,因此对患儿定期随访很重要。急性疗程结束后每月随访 1 次,共 3 个月。如无复发,可认为治愈。反复发作者每 3～6 个月复查 1 次,共 2 年或更长。

第二节　肾小管酸中毒

肾小管酸中毒（renal tubular acidosis，RTA）是由于近端肾小管和/或远端肾小管功能障碍引起的代谢性酸中毒。其临床特征为高氯性酸中毒，水、电解质紊乱，可有低钾血症、高钾血症、低钠血症、低钙血症及多尿、多饮、肾性佝偻病或骨软化症，肾结石等。

根据发病部位和功能障碍特点，肾小管酸中毒可分为 4 型，即远端肾小管酸中毒、近端肾小管酸中毒、混合型肾小管酸中毒和高钾型肾小管酸中毒。这里只介绍远端肾小管酸中毒和近端肾小管酸中毒。

一、远端肾小管酸中毒（Ⅰ型）

（一）病因

1.原发性

本病与遗传有关，为常染色体显性遗传，自幼发病。

2.继发性

本病常见于慢性肾小管-间质肾炎，其他先天性或遗传性肾脏病如海绵肾、Fabry 病、特发性高钙尿症等均可引起。

（二）发病机制

正常情况下远曲小管 HCO_3^- 重吸收很少，排泌的 H^+ 主要与管腔液中 Na_2HPO_3 交换 Na^+，形成 NaH_2PO_4，与 NH_3 结合形成 NH_4^+。$H_2PO_4^-$ 与 NH_4^+ 不能弥散至细胞内，因此产生较陡峭的小管腔液-管周间 H^+ 梯度。dRTA 时各种原因导致了远端肾小管排泌 H^+ 和维持小管腔液，管周间 H^+ 梯度功能障碍，使尿液酸化功能障碍，尿 $pH>6$，净酸排泄减少，故使 H^+ 储积，而体内 HCO_3^- 储备下降，血液中 Cl^- 代偿性增高，发生高氯性酸中毒。由于泌 H^+ 障碍，Na^+-H^+ 交换减少。必然导致 Na^+-K^+ 交换增加，大量 K^+、Na^+ 被排出体外，造成低钾、低钠血症，患者由于长期处于酸中毒状态，致使骨质脱钙、骨骼软化而变形，骨质游离出的钙可导致肾钙化或尿路结石。

（三）临床表现

1.原发性病例

原发性病例可在出生后即有临床表现。

（1）慢性代谢性酸中毒：患儿表现为厌食、恶心、呕吐、腹泻、便秘、生长发育迟缓，尿 pH＞6。

（2）电解质紊乱：主要为高氯血症和低钾血症，患者出现全身肌无力和周期性瘫痪。

（3）骨病：常表现为软骨病或佝偻病，出牙延迟或牙齿早脱，维生素 D 治疗效果差。患者常有骨痛和骨折，小儿可有骨畸形和侏儒等。

（4）尿路症状：由于肾结石和肾钙化，患儿可有血尿、尿痛等表现，易导致继发感染与梗阻性肾病。肾脏浓缩功能受损时，患者还常有多饮、多尿、烦渴等症状。

2.继发性病例

在基础疾病的基础上出现的上述与原发性病例相似的临床表现。

（四）实验室检查

1.血液生化检查

（1）血浆 pH、HCO_3^- 或 CO_2-CP 降低。

（2）血 Cl^- 升高；血 K^+、Na^+、Ca^{2+}、P^{3+} 均可有降低；阴离子间隙正常。

（3）AKP 升高。

2.尿液检查

尿比重低；pH＞6；尿 K^+、Na^+、Ca^{2+} 和 P^{3+} 增多；尿铵显著减少。

3.HCO_3^- 排泄分数

（FE HCO_3^-）检测值＜5％。

4.氯化铵负荷试验

尿 pH 始终＞5.5。

5.肾功能检查

早期肾小球功能正常而肾小管功能降低；待肾钙化后，肾小球滤过率降低，血 Cr 和 BUN 升高。

（五）影像学检查

1.X 线检查

骨骼显示密度普遍降低和佝偻病表现，可见陈旧性骨折；腹部平片可见肾发育不良及泌尿系统结石影，晚期见肾钙化。

2.超声波检查

约 1/4 病例可见肾发育不良，半数可见双侧肾脏钙盐沉积，表现为双肾集合系统回声增强、肾结构模糊;也可见尿路结石及其引起的肾盂积水。

(六)治疗

1.纠正酸中毒

给予 2.5~7 mmol/(kg·d)的碱性药物。常用口服碳酸氢钠或用复方枸橼酸溶液(Shohl 液,含枸橼酸 140 g,枸橼酸钠 98 g,加水 1 000 mL),每毫升 Shohl 液相当于 1 mmol 的碳酸氢钠盐。开始剂量2~4 mmol/(kg·d),最大可用至 5~14 mmol/(kg·d),直至酸中毒纠正。

2.纠正电解质紊乱

低钾血症可服 10% 枸橼酸钾 0.5~1 mmol/(kg·d),每天 3 次。不宜用氯化钾,以免加重高氯血症。

3.肾性骨病的治疗

肾性骨病的治疗可用维生素 D、钙剂。维生素 D 剂量 5 000~10 000 IU/d,或$1,25(OH)_2D_3$。但应注意:①从小剂量开始,缓慢增量。②监测血药浓度及血钙、尿钙浓度,及时调整剂量,防止高钙血症的发生。

4.利尿剂

氢氯噻嗪 1~3 mg/(kg·d),分 3 次口服。

5.补充营养

保证热量,控制感染及原发疾病的治疗。

二、近端肾小管酸中毒(Ⅱ型)

近端肾小管酸中毒(PRTA)是由于近端肾小管重吸收 HCO_3^- 功能障碍所致。

(一)病因

1.原发性

原发性多为常染色体显性遗传,亦可与隐性遗传和 X-连锁遗传有关,多见于男性,部分为散发性病例。

2.继发性

继发性可继发于重金属盐中毒、过期四环素中毒、甲状旁腺功能亢进、高球蛋白血症、半乳糖血症、胱氨酸尿症、肝豆状核变性、干燥综合征、肾髓质囊性病变、多发性骨髓瘤等。

(二)临床表现

临床症状与Ⅰ型肾小管酸中毒相似,但较轻。其特点为:①生长发育落后,但大多数无严重的骨骼畸形,肾结石、肾钙化少见;②明显的低钾表现;③高氯性代谢性酸中毒;④常有多尿、脱水、烦渴症状;⑤少数病例只有尿的表现,而无代谢性酸中毒。

(三)实验室检查

1.血液生化检查

(1)血 HCO_3^- 和 K^+ 显著降低,CO_2-CP 低下。

(2)血氯显著增高,但阴离子间隙可以正常。

2.尿液检查

尿比重和渗透压降低;血 HCO_3^- <16 mmol/L 时,尿 pH 可降至5.5 以下。

3.HCO_3^- 排泄分数

FE HCO_3^- >15%。

4.氯化铵负荷试验

尿 pH 能降至5.5 以下,即氯化铵试验阴性。

(四)治疗

1.纠正酸中毒

补碱 10~15 mmol/(kg·d)。

2.纠正低血钾

纠正低血钾。

3.低钠饮食加氢氯噻嗪

1~3 mg/(kg·d)口服。

第三节　药物性肾损害

药物性肾损害是指在应用药物对疾病进行诊断、预防、治疗过程中,出现由药物引起的肾脏结构或功能损害,并具有相应临床表现的一类疾病。肾脏是药物代谢和排泄的重要器官,药物引起的肾损害日趋增多,主要表现为肾毒性反应及变态反应。

一、病因

(一)肾脏易发生药源性损害的原因

肾脏对药物毒性反应特别敏感,其原因主要有以下几种。

1.肾脏血流丰富

肾脏血流丰富占心排血量的 20%～25%。按单位面积计算,是各器官血流量最大的一个,因而大量的药物可进入肾脏,肾脏受药物毒性作用影响也大。

2.肾内毛细血管的表面积大

肾内毛细血管的表面积大,易发生抗原-抗体复合物的沉积。

3.排泄物浓度

作用于肾小管表面的排泄物浓度高,这是由于血流浓缩系统的作用所致,此外近端小管对多种药物有分泌和重吸收作用,也增加了药物与肾小管上皮细胞的作用机会。

4.肾小管的代谢率高

在其分泌和重吸收过程中,药物常集中于肾小管表面或细胞内,易发生药物中毒。

5.对药物敏感

肾脏耗氧量大,对缺血、缺氧敏感,因此对影响血流的药物敏感。

6.易感性

肾脏疾病增加了对药物损害的易感性,低清蛋白血症增加了游离型药物的浓度,肾功能不全又使药物的半衰期延长,肾脏疾病易感特殊人群,如肾脏储备功能较低的婴幼儿、老龄人。

(二)小儿肾储备力不足

小儿肾小球、肾小管到一定年龄才发育成熟,特别在新生儿期,本身肾储备力不足,更易受多种因素影响。

(三)易致肾损害的常见药物

1.抗生素及磺胺类

氨基糖苷类如庆大霉素、链霉素、卡那霉素、新霉素等,各种半合成青霉素均可诱发肾脏损害。头孢霉素类以第一代头孢霉素最明显。

2.非甾体抗炎药(NSAID)

非甾体抗炎药包括阿司匹林(乙酰水杨酸)、布洛芬、保泰松、萘普生(甲氧萘丙酸）、吲哚美辛、吡罗昔康。

3.X线造影剂

X线造影剂主要为含碘造影剂。

4.抗肿瘤药物

抗肿瘤药物包括顺铂、甲氨蝶呤、环磷酰胺、亚硝基脲类等。

5.利尿剂

利尿剂包括渗透性利尿剂、呋塞米及低分子右旋糖酐等。

6.生物制品

α-干扰素、疫苗、血清、免疫球蛋白等。

7.抗惊厥药

苯妥英钠、卡马西平等。

8.止痛剂

吗啡、哌替啶等。

9.免疫抑制剂

环孢素、他可克莫司等。

10.抗甲状腺功能亢进药物

丙硫氧嘧啶、甲巯咪唑等。

11.重金属

汞、铅、钾、金、砷等。

12.中草药及中药制剂

含马兜铃酸类中药如关木通、广防己、青木香、马钱子、雷公藤、龙胆泻肝丸等。

二、诊断

(一)临床表现分型

1.急性肾衰竭综合征

药物肾毒性所致急性肾衰竭综合征多为非少尿型者,但血肌酐、尿素氮快速升高,肌酐清除率下降,尿比重及尿渗透压下降,可伴代谢性酸中毒及电解质紊乱。重症、病情复杂者,常不可恢复而渐演变成慢性肾功能不全,需依靠透析治疗以维持生命。

2.急性过敏性间质性肾炎综合征

由于药物过敏所致用药后出现各种临床表现。①全身变态反应,包括药物热、药疹、全身淋巴结大及关节酸痛,血嗜酸性粒细胞升高,血 IgE 升高。②肾脏变态反应,表现为无菌性白细胞尿。③肾小管功能损害,重症可致急性肾衰竭。④及时停药,应用泼尼松等免疫抑制剂或脱敏药物,可使肾功能恢复,尿检正常。

3.急性肾炎综合征或肾病综合征

由于药物引起免疫反应导致肾小球肾炎,临床表现呈蛋白尿、血尿、血压升高及水肿,少数病例高度水肿呈肾病综合征表现。

4.急性梗阻性肾病

由于药物引起尿路梗阻,致使突然发生无尿及血尿素氮迅速升高,一旦梗阻解除,尿量增多,血尿素氮可降至正常。

(二)实验室检查

1.尿酶增高和肾小管性蛋白尿

这是诊断药物性肾损害早期敏感指标,无法确定时考虑肾活检肾病理学检查。

2.病理学检查

肾小球病变轻,肾小管、间质病变重,易致慢性间质纤维化,注意血管病变。

三、鉴别诊断

(一)非药物急性肾小管坏死

药物性肾损害以急性肾小管坏死最为常见,需与其他原因导致的急性肾小管坏死相鉴别。如有明显用药史,用药过程中或用药后肌酐清除率较正常下降 50% 以上,B 超显示双肾增大或正常,在除外肾前性与肾后性氮质血症应考虑药物性肾小管坏死。

(二)急性肾衰竭

药物所致急性肾衰竭应与由急性肾小球肾炎、急进性肾炎、原发性肾病综合征及狼疮性肾炎及小血管炎相关性肾炎所致的急性肾衰竭相鉴别。其鉴别要点是,上述非药物性急性肾衰竭均有肾小球滤过率下降的共同表现,但各自还有原发病的特征性表现,病理变化也具有相应特点。肾脏损害多发生于使用药物之前。

(三)急性间质性肾炎

药物性急性间质性肾炎有可疑的过敏药物应用史,有全身过敏表现,尿检可见无菌性白细胞尿(其中嗜酸性粒细胞占 1/3)和/或蛋白尿,肾功能检查肾小球滤过功能在短期内出现进行性下降,伴近端和/或远端肾小管功能的部分损伤。血中 IgE 升高有助于诊断,肾活检有助于确诊。

(四)急性肾小球肾炎

药物性肾损害有时可表现为急性肾炎综合征,出现蛋白尿、血尿、血压升高及水肿,与急性肾小球肾炎临床表现相似,有时难以鉴别。但急性肾炎常出现于感染后,而药物性肾损害多有明确的用药史。

(五)良性小动脉性肾硬化

一些药物如止痛剂的肾损害进展相对缓慢,临床表现有轻度蛋白尿、尿浓缩功能减退和血压升高,与高血压引起的良性小动脉性肾硬化易于混淆。但良性小动脉性肾硬化先有高血压病史,起病缓慢,高血压病史 5～10 年后才出现肾损害。

四、治疗

(一)停用引起肾损害的药物

一旦疑诊药物性肾损害,应立即减量甚至停药,患儿肾功能常可迅速恢复,尿改变逐渐消失。

(二)饮水利尿

磺胺、抗肿瘤药物形成结晶损害肾脏时可以采用大量饮水、应用呋塞米(每次 2 mg/kg)来清除阻塞肾小管的结晶。但表现为肾衰竭的患儿则不宜大量饮水,以免增加容量负荷。

(三)肾上腺皮质激素

对于青霉素类抗生素、抗癌药和 NSAID 引起的急性过敏性间质肾炎可以使用糖皮质激素,如泼尼松 1～2 mg/(kg·d),疗程 1～2 周,可明显改善肾功能。对于表现为肾病综合征或肾炎综合征的药物性肾损害也可酌情使用肾上腺皮质激素。

(四)免疫抑制剂

用于由 NSAID 所引起的间质性肾炎,且肾上腺皮质激素治疗效果不满意时使用。对马兜铃酸肾病,可阻止肾损害进展,ACEI 及血管紧张素受体抑制剂具有抗炎及抗纤维化作用,对于丙硫氧嘧啶、甲巯咪唑引起血管炎,病理表现为新月体肾炎患儿,甲泼尼龙冲击联合霉酚酸酯,有较好疗效。

(五)透析疗法

急性肾衰竭时采用血液净化或腹膜透析治疗,透析还有助于药物的清除。

五、预后

药物性肾损害预后良好。如能及时诊断及正确治疗,多数药物性肾损害患者肾功能可恢复正常,患者可完全康复。但个别重症肾衰竭、病情复杂或原有肾功能不全者常难以恢复,表现为进行性肾功能不全,最终发展为终末期肾衰竭。此外,本病的预后与导致本病的药物有关。

第四节 肾病综合征

肾病综合征(NS)简称肾病,是由多种原因引起的肾小球滤过膜通透性增高,致使大量血浆蛋白质从尿中丢失,从而引起一系列病理生理改变的一种临床综合征。其临床特征为大量蛋白尿、低清蛋白血症、高脂血症和不同程度的水肿。

本病是小儿常见的肾疾病,发病率仅次于急性肾炎。多见于学龄前儿童,3～5岁为发病高峰。男女比例为3.7∶1。NS按病因可分为原发性、继发性和先天性3种类型。原发性NS占小儿时期NS总数的90%以上,故本节主要介绍原发性NS(PNS)。

一、病因及发病机制

尚未完全阐明。近年来研究已证实肾小球毛细血管壁结构或电荷变化可导致蛋白尿。微小病变时肾小球滤过膜阴离子大量丢失,静电屏障破坏,使大量带阴电荷的中分子血浆清蛋白滤出,形成高选择性蛋白尿。亦可因分子滤过屏障损伤,大中分子量的多种蛋白从尿中丢失,形成低选择性蛋白尿。非微小病变型则常见免疫球蛋白和/或补体成分在肾内沉积,局部免疫病理过程损伤滤过膜正常屏障作用,形成蛋白尿。而微小病变型的肾小球则无以上沉积,其滤过膜静电屏障损伤可能与细胞免疫功能紊乱有关。患者外周血淋巴细胞培养上清液经尾静脉注射可使小鼠发生肾病的病理改变和大量蛋白尿,表明T细胞异常参与了本病的发病。

近年来研究发现 NS 的发病具有遗传基础。国内报道糖皮质激素敏感型患儿以 HLA-DR7 抗原频率高达 38％，频复发患儿则与 HLA-DR9 相关。另外 NS 还有家族性表现，且绝大多数是同胞患病。在流行病学调查发现，黑种人患 NS 症状表现重，对激素反应差。提示 NS 发病与人种及环境有关。

二、病理生理

原发性肾损害使肾小球通透性增加引起蛋白尿，而低蛋白血症、高脂血症及水肿是继发的病理生理改变。其中大量蛋白尿是 NS 最主要的病理生理改变，也是导致本病其他三大特点的根本原因。

（一）低蛋白血症

低蛋白血症是 NS 病理生理改变的中心环节，对机体内环境（尤其是渗透压和血容量）的稳定及多种物质代谢产生多方面的影响。主要原因是：①大量血浆蛋白从尿中丢失；②大部分从肾小球滤过的清蛋白被肾小管重吸收并分解成氨基酸；③另外一些因素，如肝清蛋白的合成和分解代谢率的改变，使血浆清蛋白失衡，也可形成低蛋白血症。

（二）高脂血症

高脂血症是 NS 的实验室特征，血浆胆固醇、三酰甘油、低密度脂蛋白（LDL）和极低密度脂蛋白（VLDL）均增高；血清高密度脂蛋白（HDL）正常。但高胆固醇血症和高三酰甘油血症的严重性与低蛋白血症和蛋白尿的严重性密切相关。高脂血症的原因：①大多数认为是由于低蛋白血症刺激肝合成大量各种蛋白质，其中也包括脂蛋白，因其分子量较大，不能从肾小球滤出，使之在血中蓄积而增高；②还可能由于肾病时脂蛋白酯酶活力下降，造成脂蛋白分解代谢障碍所致。持续高脂血症，脂质由肾小球滤出导致肾小球硬化和肾间质纤维化。

（三）水肿

水肿是 NS 的主要临床表现。其发生机制是复杂的，可能是多因素综合作用的结果，不同的患者，不同的病期机制不一。主要理论有：①低蛋白血症使血浆胶体渗透压下降，血浆中水分自血管渗入组织间隙直接造成局部水肿，当血浆清蛋白低于 25 g/L 时，液体在间质区滞留，低于 15 g/L 时，则有腹水或胸腔积液形成；②由于血浆胶体渗透压下降，体液转移使有效血液循环量减少，刺激容量和压力感受器，引起肾素-血管紧张素-醛固酮和抗利尿激素分泌增加，心钠素减少导致水钠潴留；③低血容量，交感神经兴奋性增高，近端肾小管吸收 Na^+ 增加；④某些肾内因子改变了肾小管管周体液平衡机制使近曲小管吸收 Na^+ 增加。

（四）其他

（1）NS 患儿体液免疫功能下降与血清 IgG 和补体系统 B、D 因子从尿中大量丢失有关，亦与 T 细胞 B 细胞 IgG 合成转换有关。

（2）抗凝血酶Ⅲ丢失，Ⅳ、Ⅴ、Ⅶ因子、纤维蛋白原增多，使患儿处于高凝状态。

（3）钙结合蛋白降低，血清结合钙也降低；当 25-$(OH)D_3$ 结合蛋白同时丢失时，游离钙亦降低；另一些结合蛋白的降低可使结合型甲状腺素（T_3、T_4）、血清铁、铜及锌等微量元素下降，转铁蛋白减少可发生小细胞低色素性贫血。

PNS 主要病理改变在肾小球，大致有 5 种类型：微小病变，局灶性节段性肾小球硬化，膜性增生性肾小球肾炎，系膜增生性肾小球肾炎，膜性肾病。儿童 NS 最主要的病理变化是微小病变型：光镜下检查肾小球无明显变化，或仅有轻微病变。电镜下可见肾小球脏层上皮细胞足突广泛融合变平。免疫荧光显微镜观察绝大多数未见到任何免疫球蛋白或补体成分在肾小球内沉积。有时在系膜区和肾小球血管极处有少量 IgM 沉积，并有 IgE 沉积的报告。除肾小球病变外，NS 也可有不同程度的肾小管和间质病变，如肾小管上皮变性，间质水肿、单核细胞浸润和纤维化等。

三、临床表现

一般起病隐匿，常无明显诱因。30% 左右有病毒或细菌感染病史。单纯性肾病较多见，约占 68.4%。发病年龄多见于 2～7 岁小儿，男多于女，约为 2：1。主要表现为水肿，呈凹陷性。轻者表现为晨起眼睑水肿，重者全身水肿，常合并腹水、胸腔积液。男孩阴囊水肿可使皮肤变薄而透明，甚至有液体渗出。水肿同时伴有尿量减少，尿色变深。一般无明显血尿及高血压。

肾炎性肾病约占 31.6%。发病年龄多为 7 岁以上小儿。水肿不如单纯性肾病明显，多伴有血尿、不同程度的高血压和氮质血症。此外，患儿长期从尿中丢失蛋白可引起蛋白营养不良，出现面色苍白、皮肤干燥、精神萎靡、倦怠无力等症状。

四、并发症

NS 治疗过程中可出现多种并发症，是导致病情加重或肾病复发的重要原因，应及早诊断和及时处理。

(一)感染

感染是最常见的并发症。常见感染有呼吸道、皮肤、泌尿道和原发性腹膜炎等，尤以上呼吸道感染最多见，占50％以上。其中病毒感染常见，细菌感染以肺炎链球菌为主，结核杆菌感染亦应引起重视。另外医院内感染不容忽视，以呼吸道和泌尿道感染最多见，致病菌以条件致病菌为主。

(二)电解质紊乱和低血容量休克

常见的电解质紊乱有低钠、低钾和低钙血症。最常见的为低钠血症，患儿表现为厌食、乏力、嗜睡、血压下降甚至出现休克、抽搐等。可能因患儿不恰当长期禁盐、过多使用利尿剂及感染、呕吐及腹泻等因素有关。另外由于低蛋白血症，血浆胶体渗透压下降、显著水肿而常有血容量不足，尤其在各种诱因引起低钠血症时易出现低血容量性休克。

(三)血栓形成

肾病时血液高凝状态易致各种动、静脉血栓形成。以肾静脉血栓最常见，表现为突发腰痛、腹痛、肉眼血尿或血尿加重，少尿甚至发生肾衰竭。但临床以不同部位血栓形成的亚临床型更多见，包括下肢动脉或深静脉血栓、肺栓塞和脑栓塞等。

(四)急性肾衰竭

5％微小病变型肾病可并发急性肾衰竭。

(五)肾小管功能障碍

除原有肾小球基础病变外，由于大量尿蛋白的重吸收，可导致肾小管（尤其是近曲小管）功能障碍，出现肾性糖尿或氨基酸尿，严重者呈Fanconi综合征。

五、辅助检查

(一)尿液分析

尿蛋白定性多为＋＋＋以上，24小时尿蛋白定量≥50 mg/kg，尿蛋白/尿肌酐（mg/mg）＞3.5。单纯性肾病偶见少量红细胞，肾炎性肾病可见较多红细胞及透明管型、颗粒管型。

(二)血浆蛋白、胆固醇和肾功能测定

血浆总蛋白低于50 g/L，清蛋白低于30 g/L可诊断为NS的低总蛋白血症和低清蛋白血症。血清蛋白电泳显示：清蛋白和γ球蛋白明显降低，α_2和β球蛋

白明显增高。IgG 降低。血浆胆固醇和 LDL、VLDL 增高，HDL 多正常。血沉多在 100 mm/h 以上。单纯性肾病尿量极少时有暂时性 BUN、Cr 升高，肾炎性肾病时则有 BUN、Cr 升高，晚期可有肾小管功能损害。

（三）血清补体测定

单纯性肾病血清补体正常，肾炎性肾病补体多下降。

（四）经皮肾穿刺组织病理学检查

大多数 NS 患儿不需要进行诊断性肾活检。NS 肾活检指征：①对糖皮质激素治疗耐药或频繁复发者；②临床或实验室证据支持肾炎性肾病或继发性肾病综合征者。

六、诊断与鉴别诊断

依据中华医学会儿科学会肾病学组 2000 年 11 月再次修订的儿童肾小球疾病临床分类诊断标准：大量蛋白尿（尿蛋白＋＋＋～＋＋＋＋，1 周内 3 次，24 小时尿蛋白定量 ≥ 50 mg/kg）；血浆清蛋白低于 30 g/L；血浆胆固醇高于 5.7 mmol/L；不同程度水肿。上述 4 项中大量蛋白尿和低清蛋白血症是必备条件。

凡具有以下 4 项之一或多项者属于肾炎性肾病：①2 周内分别进行 3 次以上离心尿检查，其 RBC ≥ 10 个/HP，并证实为肾小球源性血尿者；②反复或持续高血压，学龄儿童 ≥ 17.3/12.0 kPa（130/90 mmHg），学龄前儿童 ≥ 16.0/10.7 kPa（120/80 mmHg），并排除糖皮质激素等原因所致；③肾功能不全，并排除由于血容量不足等所致；④持续低补体血症。

PNS 还需与继发于全身性疾病的肾病综合征鉴别，如狼疮性肾炎、过敏性紫癜性肾炎、乙型肝炎病毒相关性肾炎、药源性肾炎等，均可伴有肾病样表现。有条件的医疗单位应开展肾活检以确定病理诊断。

七、治疗

本病病情迁延，易复发，要求家长和患儿树立信心，坚持系统而正规的治疗，同时应积极防治并发症。目前小儿 NS 的治疗主要是以糖皮质激素为主的综合治疗。

（一）一般治疗

1.休息

除高度水肿或严重高血压、并发感染外，一般不需卧床休息。病情缓解后逐渐增加活动量。

2.饮食

显著水肿和高血压者应短期限制水钠摄入,病情缓解后不必继续限盐,活动期病例供盐1～2 g/d。蛋白质摄入 1.5～2 g/(kg·d),以高生物价的优质蛋白如乳、鱼、蛋、牛肉等为宜。应用糖皮质激素期间每天应给予维生素 D 400 U 及适量钙剂。

3.防治感染

肾病患儿一旦发生感染应及时治疗,但不主张预防性应用抗生素。各种预防接种可导致肾病复发,故应推迟到完全缓解且停用激素 3 个月后进行。患儿应避免去人多的公共场所,更不宜与急性传染病患者接触。

4.利尿消肿

一般对激素敏感伴轻度水肿者,应用激素 7～14 天后多数可利尿消肿。但对激素耐药或使用激素之前,水肿较重伴尿少者可使用利尿剂,但需密切观察出入水量、体重变化及电解质紊乱。开始可用氢氯噻嗪 1～2 mg/(kg·d),每天 2～3 次。对顽固性水肿,一般利尿无效者,可用低分子右旋糖酐每次 5～10 mL/kg,加入多巴胺10 mg、酚妥拉明 10 mg 静脉滴注,多巴胺滴速控制在 3～5 μg/(kg·min),滴毕静脉注射呋塞米每次 1～2 mg/kg。近年注意到反复输入血浆或清蛋白可影响肾病的缓解,对远期预后不利。只有当血浆清蛋白 <15 g/L、一般利尿无效、高度水肿或伴低血容量者可给无盐清蛋白 0.5～1 g/kg 静脉滴注,滴后静脉注射呋塞米。

(二)糖皮质激素

临床实践证明,激素仍是目前诱导肾病缓解的首选药物。应用激素总原则为始量要足,减量要慢,维持要长。

1.初治病例诊断确定后尽早选用泼尼松治疗

(1)短程疗法:泼尼松 1.5～2 mg/(kg·d),最大量 60 mg/d,分 3 次服用,共 4 周。4 周后不管效应如何,均改为 1.5 mg/kg 隔天晨顿服,共 4 周,全疗程共 8 周,然后骤然停药。因短程疗法易复发,国内较少采用,欧美国家多用此法。

(2)中、长程疗法:国内大多采用此方案,用于各种类型的肾病综合征。先以泼尼松 2 mg/(kg·d),最大量 60 mg/d,分次服用。若 4 周内尿蛋白转阴,则自转阴后至少巩固 2 周后方始减量,以后改为隔天 2 mg/kg 早餐后顿服,继用 4 周,以后每 2～4 周减总量 2.5～5 mg,直至停药。疗程必须达 6 个月(中程疗法),开始治疗后 4 周尿蛋白未转阴者可继续服至尿蛋白阴转后 2 周,一般不超过 8 周。

以后再改为隔天 2 mg/kg 早餐后顿服,继用 4 周,以后每 2~4 周减量 1 次,直至停药。疗程 9 个月(长程疗法)。

激素疗效判断:①激素敏感型,以泼尼松足量治疗≤8 周尿蛋白转阴者;②激素耐药型,以泼尼松足量治疗 8 周尿蛋白仍阳性者;③激素依赖型,对激素敏感,但减量或停药 2 周内复发,恢复用量或再次用药又缓解并重复 2~3 次者;④频复发:是指病程中半年内复发≥2 次,或 1 年内复发≥3 次。

2.频复发和激素依赖性肾病的治疗

(1)调整激素的剂量和疗程,激素治疗后或在减量过程中复发的病例,原则上再次恢复到初始治疗剂量或上一个疗效剂量。或改隔天疗法为每天疗法,或将激素减量的速度放慢,延长疗程。同时注意查找患儿有无感染或影响激素疗效的其他因素。

(2)更换激素制剂,对泼尼松疗效较差的病例,可换用其他制剂,如地塞米松、阿赛松、康宁克 A 等,亦可慎用甲泼尼龙冲击治疗。

(三)免疫抑制剂治疗

免疫抑制剂治疗主要用于 NS 频繁复发、激素依赖、激素耐药或激素治疗出现严重不良反应者,在小剂量激素隔天使用的同时选用。最常用为环磷酰胺(CTX),剂量为 2~2.5 mg/(kg·d),分 3 次口服,疗程 8~12 周,总量不超过 200 mg/kg。或用环磷酰胺冲击治疗,剂量 10~12 mg/(kg·d)加入 5%葡萄糖注射液 100~200 mL 内静脉滴注 1~2 小时,连续 2 天为 1 个疗程,每 2 周重复 1 个疗程,累积量<150 mg/kg。CTX 近期不良反应有胃肠道反应、白细胞减少、脱发、肝功能损害、出血性膀胱炎等,少数可发生肺纤维化。远期不良反应是对性腺的损害。因此应根据病情需要小剂量、短疗程、间断用药,用药期间多饮水;每周查血常规,白细胞<4.0×10 g/L 时暂停用药,避免青春期前和青春期用药。

其他免疫抑制剂有苯丁酸氮芥、雷公藤多苷、环孢素 A 或霉酚酸酯等,可酌情选用。

(四)其他治疗

1.抗凝疗法

NS 往往存在高凝状态及纤溶障碍,易并发血栓形成,需用抗凝和溶栓治疗。

(1)肝素:1 mg/(kg·d)加入 10%葡萄糖注射液 50~100 mL 中静脉滴注,每天 1 次,2~4 周为 1 个疗程。亦可用低分子肝素。病情好转后改口服抗凝药物维持治疗。

（2）尿激酶：一般剂量 3 万～6 万 U/d 加入 10％葡萄糖注射液 100～200 mL 中静脉滴注，1～2 周为 1 个疗程，有直接激活纤溶酶溶解血栓的作用。

（3）口服抗凝药：双嘧达莫 5～10 mg/(kg·d)，分 3 次饭后服，6 个月为 1 个疗程。

2.免疫调节剂

左旋咪唑 2.5 mg/kg，隔天用药，疗程 6 个月。一般作为激素的辅助治疗，特别是常伴感染、频复发或激素依赖病例。不良反应有胃肠不适、流感样症状、皮疹、周围血中性粒细胞下降，停药后即可恢复。亦可用大剂量丙种球蛋白，用于激素耐药和血浆 IgG 过低者。国内多主张 400 mg/(kg·d)，共 5 天。

3.血管紧张素转换酶抑制剂（ACEI）治疗

对改善肾小球局部血流动力学，减少尿蛋白，延缓肾小球硬化有良好作用。尤其适用于伴有高血压的 NS。常用制剂有卡托普利、依那普利、福辛普利等。

八、预后

肾病综合征的预后转归与其病理变化和对糖皮质激素治疗反应密切相关。微小病变型预后最好，局灶节段性肾小球硬化预后最差。微小病变型 90％～95％的患儿对首次应用糖皮质激素有效。其中 85％可有复发，病后第 1 年比以后更常见。3～4 年未复发者，其后有 95％的机会不复发。微小病变型预后较好，但要注意严重感染和糖皮质激素的严重不良反应。局灶节段性。巨小球硬化者如对糖皮质激素敏感，可改善其预后。

第七章 儿科血液系统疾病诊治

第一节 缺铁性贫血

缺铁性贫血是由于体内贮铁不足致使血红蛋白合成减少而引起的一种低色素小细胞性贫血，又称为营养性小细胞性贫血。这是小儿时期最常见的一种贫血，多见于 6 个月至 2 岁的婴幼儿。

一、病因及发病机制

（一）铁在体内的代谢

铁是合成血红蛋白的重要原料，也是多种含铁酶（如细胞色素 C、单胺氧化酶、琥珀酸脱氢酶等）中的重要物质。人体所需要的铁来源有两个。①衰老的红细胞破坏后所释放的铁，约 80% 被重新利用，20% 贮存备用。②自食物中摄取：肉、鱼、蛋黄、肝、肾、豆类、绿叶菜等含铁较多。食物中的铁以二价铁形式从十二指肠及空肠上部被吸收，进入肠黏膜后被氧化成三价铁，一部分与细胞内的去铁蛋白结合成铁蛋白，另一部分通过肠黏膜细胞入血，与血浆中的转铁蛋白结合，随血循环运送到各贮铁组织，并与组织中的去铁蛋白结合成铁蛋白，作为贮存铁备用。通过还原酶的作用，铁自铁蛋白中释出，并经氧化酶作用氧化成为三价铁，再与转铁蛋白结合，转运至骨髓造血，在幼红细胞内与原卟啉结合形成血红素，后者再与珠蛋白结合形成血红蛋白。正常小儿每天铁的排泄量极微，不超过 15 $\mu g/kg$。小儿由于不断生长发育，铁的需要量较多，4 个月至 3 岁每天需由食物补充元素铁 0.8～1.5 mg/kg。各年龄小儿每天摄入元素铁总量不宜超过 15 mg。

（二）导致缺铁的原因

1.先天贮铁不足

足月新生儿自母体贮存的铁及生后红细胞破坏释放的铁足够生后 3～4 个

月造血之需,如因早产、双胎、胎儿失血(如胎儿向母体输血,或向另一孪生胎儿输血)以及母亲患严重缺铁性贫血均可使胎儿贮铁减少。出生后延迟结扎脐带,可使新生儿贮铁增多(约增加贮铁 40 mg)。

2.食物中铁摄入量不足

食物中铁摄入量不足为导致缺铁的主要原因。人乳、牛乳中含铁量均低(<0.2 mg/dL)。长期以乳类喂养、不及时添加含铁较多的辅食者,或较大小儿偏食者,易发生缺铁性贫血。

3.铁自肠道吸收不良

食物中铁的吸收率受诸多因素影响,动物性食物中铁10%～25%被吸收,人乳中铁 50%、牛乳中铁 10%被吸收,植物性食物中铁吸收率仅约 1%。维生素C、果糖、氨基酸等有助于铁的吸收。但食物中磷酸、草酸、鞣酸(如喝浓茶)等可减少铁的吸收。此外,长期腹泻、呕吐、胃酸过少等均可影响铁的吸收。

4.生长发育过快

婴儿期生长快,早产儿速度更快,随体重增长血容量也增加较快,较易出现铁的不足。

5.铁的丢失过多

如因对牛奶过敏引起小量肠出血(每天可失血约 0.7 mL),或因肠息肉、膈疝、肛裂、钩虫病等发生慢性小量失血,均可使铁的丢失过多而导致缺铁(每失血1 mL 损失铁 0.5 mg)。

6.铁的利用障碍

如长期或反复感染可影响铁在体内的利用,不利于血红蛋白的合成。

(三)缺铁对各系统的影响

1.血液

不是体内一有缺铁即很快出现贫血,而是要经过3个阶段。①铁减少期(ID):体内贮铁虽减少,但供红细胞合成血红蛋白的铁尚未减少。②红细胞生成缺铁期(IDE):此期红细胞生成所需铁已不足,但血红蛋白尚不减少。③缺铁性贫血期(IDA):此期出现低色素小细胞性贫血。

2.其他

肌红蛋白合成减少。由于多种含铁酶活力降低,影响生物氧化、组织呼吸、神经介质的分解与合成等,使细胞功能紊乱,引起皮肤黏膜损害、精神神经症状以及细胞免疫功能降低等。

二、临床表现

(一)一般表现

此病起病缓慢。逐渐出现皮肤黏膜苍白,甲床苍白,疲乏无力,不爱活动,年长儿可诉头晕、耳鸣。易患感染性疾病。

(二)髓外造血表现

髓外造血表现常见肝、脾、淋巴结轻度肿大。

(三)其他系统症状

食欲缺乏,易有呕吐、腹泻、消化功能不良,可有异嗜癖(如喜食泥土、墙皮等)。易发生口腔炎。常有烦躁不安或萎靡不振,精力不集中,智力多低于同龄儿。明显贫血时呼吸、心率加快,甚至引起贫血性心脏病。

三、实验室检查

(一)血常规

血红蛋白降低比红细胞减少明显,呈小细胞低色素性贫血,血涂片可见红细胞大小不等,以小细胞为主,中心浅染区扩大。网织红细胞、白细胞、血小板大致正常。

(二)骨髓象

幼红细胞增生活跃,以中、晚幼红细胞增生为主。各期红细胞均较小,胞浆量少,染色偏蓝。其他系列细胞大致正常。

(三)铁代谢检查

(1)血清铁蛋白(SF):缺铁的 ID 期即降低($<12\ \mu g/L$),IDE、IDA 期更明显。

(2)红细胞游离原卟啉(FEP):IDE 期增高($>0.9\ \mu mol/L$ 或 $>50\ \mu g/dL$)。

(3)血清铁(SI)、总铁结合力(TIBC):IDA 时 SI 降低($9.0\sim10.7\ \mu mol/L$ 或 $50\sim60\ \mu g/dL$),TIBC 增高($>62.7\ \mu mol/L$ 或 $>350\ g/dL$)。

(4)骨髓可染铁:骨髓涂片用普鲁蓝染色镜检,细胞外铁颗粒减少,铁粒幼细胞减少($<15\%$)。

四、诊断

根据临床表现、血常规特点结合喂养史,一般可做出诊断。必要时可做骨髓检查。铁代谢的生化检查有确诊意义。铁剂治疗有效可证实诊断。异常血红蛋白病、地中海贫血、铁粒幼红细胞性贫血等也可表现为低色素小细胞性贫血,应注意鉴别。

五、治疗

(一)一般治疗

加强护理,改善喂养,合理安排饮食,纠正不合理的饮食习惯。避免感染,治疗引起慢性失血的疾病。

(二)铁剂治疗

铁剂治疗为特效疗法。口服铁剂宜选用二价铁盐,因其比三价铁易于吸收。常用铁剂有硫酸亚铁(含元素铁 20%)、富马酸亚铁(含元素铁 33%)、葡萄糖酸亚铁(含元素铁 11%)等。每天口服元素铁 4～6 mg/kg,分 3 次于两餐之间口服。同时服用维生素 C 以促进铁的吸收。一般于服药 3～4 天后网织红细胞上升,7～10 天达高峰,其后血红蛋白上升,3～4 周内贫血可望纠正,但仍需继续服药 2 个月左右,以补充贮存铁。

个别重症病例或由于伴有严重胃肠疾病不能口服或口服无效者可应用铁剂(如右旋糖酐铁、山梨醇枸橼酸铁复合物等)肌内注射。总剂量按 2.5 mg/kg 可增加血红蛋白 1 g/kg 计算,另加 10 mg/kg 以补足贮铁量。将总量分次深部肌内注射,首次量宜小,以后每次剂量不超过 5 mg/kg,每 1～3 天注射 1 次,于 2～3 周内注射完。

(三)输血治疗

重症贫血并发心功能不全或重症感染者可予输血。

六、预防

缺铁性贫血主要预防措施如下。

(1)做好喂养指导,提倡母乳喂养,及时添加富含铁的辅助食品,纠正偏食习惯。

(2)对早产儿、低体重儿可自生后 2 个月给予铁剂预防,给元素铁 0.8～1.5 mg/kg,也可食用铁强化奶粉。

(3)积极防治慢性胃肠病。

第二节 再生障碍性贫血

再生障碍性贫血(AA,简称再障)又称全血细胞减少症,是骨髓造血功能衰竭导致的一种全血减少综合征。在小儿时期比较多见。主要临床表现是贫血、出血和反复感染;三种血红细胞同时减少,无肝脾和淋巴结肿大。

一、病因及发病机制

(一)病因

本病分为原发性、继发性两类。再障的病因相当复杂,部分病例是由于化学、物理或生物因素对骨髓的毒性作用所引起,称为继发性再障。但在临床上半数以上的病例因找不到明显的病因,称为原发性再障。能引起继发性再障的原因包括以下几个方面。

1.药物及化学物质

药物引起的再障近几年逐渐增多,在发病因素中居首位。如抗癌药物、氯霉素、磺胺类药物、保泰松、阿司匹林等。

许多化学物质都有不同程度的骨髓抑制作用,如苯、二甲苯、杀虫剂、化肥、染料等。

2.物理因素

各种放射线如 X 线、γ 射线或中子等均能引起骨髓细胞损害。骨髓抑制程度与接触的剂量与时间有关。

3.生物因素

再障可由病毒、细菌、原虫等感染引起,病毒所致者尤为多见。如丙型肝炎病毒、乙型肝炎病毒等。近年来发现,人类矮小病毒可直接感染骨髓,引致再障。此外,CB病毒、麻疹病毒等均可引起再障。

(二)发病机制

本病的发病机理比较复杂,至今尚未明了。近年来国内外主要围绕着造血干细胞受损、造血微环境缺陷及免疫因素 3 个方面进行了大量研究。

1.干细胞受损

骨髓中多能干细胞是造血的原始细胞,自 20 世纪 60 年代 Pluznik 和

Bradley 在体外琼脂培养条件下,建立了人骨髓祖细胞的集落形成以来,得知造血祖细胞(GM-CFU)产率的正常值为$(164\pm10.4/2)\times10^9$细胞,正常人保持着较为恒定的数量和维持自身的增殖能力,且有一定的贮备能力.当骨髓受到一般性损害时尚不致发病,当骨髓受到严重损害时,则 GM-CFU 的产率明显下降,仅为正常值的 10% 或更低,还可有质的改变,导致染色体畸变,故当干细胞衰竭时骨髓移植有效。

　　2.造血微环境缺陷

　　骨髓干细胞的增殖与分化需要一个完整无损的骨髓微环境,因血细胞的生成需要细胞周围供应造血原料,如骨髓的血窦受损,骨髓造血干细胞的增殖受抑制,导致再障,有学者认为再障患者自主神经兴奋性差,骨髓神经兴奋性亦差,致骨髓血流缓慢,小血管收缩,毛细动脉减少,造成造血微环境缺陷。

　　3.免疫因素

　　近年来对这方面的研究最多,特别是关于 T 细胞的研究尤多,多数学者认为再障患者辅助性 T 细胞(Th)下降,抑制性 T 细胞(Tb)上升,Th/Ts 比值降低。体外培养再障患者骨髓干细胞产率降低时,加入抗胸腺细胞球蛋白(ATG)后干细胞产率增加,说明 T 细胞起了抑制作用。某学者等对 136 例再障患者的免疫功能进行了研究,认为 Ts 细胞不仅能抑制骨髓造血干细胞的增殖与分化还能抑制 B 细胞向浆细胞方向分化,从而产生全细胞(包括淋巴细胞在内)的严重减少和低丙种球蛋白血症。淋巴细胞绝对数越低,预后越差,除此之外,IgG-γ 受体阳性细胞(Tr 细胞)是由抑制性 T 细胞、细胞毒性 T 细胞、抗体依赖性细胞毒 T 细胞等组成的细胞群体,因此 Tr 细胞增多可抑制造血干细胞,导致再障,但 Tr 细胞必须被患者体内某种可溶性因子激活后才能对造血干细胞的增殖与分化起抑制作用。血清抑制因子亦能起到抑制造血干细胞的作用。Ts 细胞还能使 γ-干扰素、白介素 2(IL-2)也增加,这些均可以抑制造血干细胞的正常功能。此外,再障患者铁的利用率不佳,表现为血清铁增高,未饱和铁结合率下降,铁粒幼细胞阳性率增高;血浆红细胞生成素增高,红细胞内游离原卟啉和抗碱血红蛋白较高等异常。再障患者甲状腺功能降低。可见再障的发病机制是复杂的,大多数再障的发病往往是多种因素共同参与的结果,例如,造血抑制性增强时,常伴随造血刺激功能下降,T 细胞抑制造血干细胞与造血微环境缺陷可并存,细胞免疫与体液免疫缺陷可并存。

　　二、先天性再生障碍性贫血

　　先天性再生障碍性贫血又称范可尼综合征,是一种常染色体隐性遗传性疾病,除全血细胞减少外,还伴有多发性先天畸形。

(一)临床表现及诊断

有多发性畸形,如小头畸形、斜小眼球,约 3/4 的患者有骨骼畸形,以桡骨和拇指缺如或畸形最多见,其次为第一掌骨发育不全、尺骨畸形、并趾等,并常伴有体格矮小,皮肤片状棕色素沉着、外耳畸形、耳聋。部分患儿智力低下,男孩约50%伴生殖器发育不全。家族中有同样患者。

血常规变化平均在 6～8 岁出现,男多于女,贫血为主要表现,红细胞为大细胞正色素性,伴有核细胞和血小板减少。骨髓变化与后天性再生障碍性贫血相似。骨髓显示脂肪增多,增生明显低下,仅见分散的生血岛。血红蛋白 F 增多,为 5%～15%。骨髓培养,显示红系与粒系祖细胞增生低下。

本病有多发性畸形,易与获得性再障区别。

有 5%～10% 的患者最后发展为急性白血病,多为粒单型白血病。

(二)治疗

治疗与一般再障相同。皮质激素与睾酮联合应用可使血常规好转,但停药后易复发,必须长期应用小剂量维持。严重贫血时可输红细胞悬液。骨髓移植5 年存活率约 50%。贫血缓解后,身长、体重、智力也明显好转。

三、获得性再生障碍性贫血

获得性再生障碍性贫血是小儿时期较多见的贫血之一,此类贫血可发生于任何年龄,但以儿童和青春期多见,无性别差异。获得性再障又分为原发性与继发性两类。

(一)临床表现及辅助检查

1.临床表现

此病起病多缓慢。症状的轻重视病情发展的速度和贫血程度而异。常见面色苍白、气促、乏力。常出现皮下瘀点、瘀斑或鼻出血而引起注意,病情进展,出血症状逐渐加重,严重者出现便血和血尿。肝脾淋巴结一般不肿大。由于粒细胞减少而反复发生口腔黏膜溃疡、咽峡炎及坏死性口腔炎,甚至并发全身严重感染,应用抗生素也很难控制。起病急的病程短,进展快,出血与感染迅速加重,慢性病例可迁延数年,在缓解期贫血与出血可不明显。

2.实验室检查

全血细胞减少,红细胞和血红蛋白一般成比例减少,因起病缓慢,不易引起注意,诊断时血红蛋白多已降至 $30\sim70$ g/L,呈正细胞正色素性贫血。网织红细胞减低,严重者血涂片中找不到网织红细胞。个别慢性型病例可见网织红细胞轻度增高。红细胞寿命正常。

白细胞总数明显减少,多在 $(1.5\sim4.0)\times10^9$/L,以粒细胞减少为主,淋巴细胞相对升高,血小板明显减少,血块收缩不良,出血时间延长。

骨髓标本中脂肪增多。增生低下,细胞总数明显减少。涂片中非造血细胞增多(组织嗜碱性粒细胞、浆细胞),淋巴细胞百分比增高。部分患儿血红蛋白 F 轻度增高。血清铁增高,运铁蛋白饱和度增高,口服铁吸收减低,与贫血程度不成比例。

(二)诊断及分型

1.再障的诊断标准

(1)全血细胞减少、网织红细胞绝对值减少。

(2)一般无脾大。

(3)骨体检查显示至少一部位增生减低或重度减低(如增生活跃,须有巨核细胞明显减少,骨髓小粒成分中应见非造血细胞增多,有条件者应作骨髓活检等检查)。

(4)能除外其他引起全血细胞减少的疾病,如阵发性睡眠性血红蛋白尿、骨髓增生异常综合征中的难治性贫血、急性造血功能停滞、骨髓纤维化、急性白血病、恶性组织细胞病等。

2.再障的分型标准

(1)急性再生障碍性贫血(简称 AAA):亦称重型再障型(SAA-Ⅰ)。

临床表现:发病急,贫血呈进行性加剧,常伴严重感染、内脏出血。

血常规:除血红蛋白下降较快外,须具备以下 3 项中之 2 项。①网织红细胞 $<1\%$,绝对值 $<15\times10^9$/L。②白细胞明显减少,中性粒细胞绝对值 $<0.5\times10^9$/L。③血小板 $<20\times10^9$/L。

骨髓象:①多部位增生减低,三系造血细胞明显减少,非造血细胞增多,如增生活跃须有淋巴细胞增多。②骨髓小粒非造血细胞及脂肪细胞增多。

(2)慢性再生障碍性贫血(CAA),有以下特点。

临床:发病慢,贫血、感染、出血较轻。

血常规:血红蛋白下降速度较慢,网织红细胞、白细胞、中性粒细胞及血小板值常较急性型为高。

骨髓象:①三系或两系减少,至少一个部位增生不良,如增生良好红系中常有晚幼红（炭核）比例增多，巨核细胞明显减少；②骨髓小粒脂肪细胞及非造血细胞增加。

病程中如病情恶化，临床血常规及骨髓象与急性再障相同，称重型再生障碍性贫血Ⅱ型（SAA-Ⅱ）。

（三）预后

因病因而异。高危病例预后较差，有 $50\%\sim60\%$ 于发病数月内死于感染。高危的指征是：①发病急，贫血进行性加剧，常伴有严重感染，内脏出血；②除血红蛋白下降较快外，血常规必具备以下 3 项之 2 项：网织红细胞 $<1\%$，绝对值 $<15\times10^9/L$；白细胞明显减少，中性粒细胞绝对值 $<0.5\times10^9/L$；血小板 $<20\times10^9/L$；③骨髓象：多部位增生减低，三系造血细胞明显减少，非造血细胞增多，脂肪细胞增多。

病情进展缓慢，粒细胞与血小板减少，不严重，骨髓受累较轻，对雄激素有反应者，预后较好。

（四）治疗

首先应去除病因，其治疗原则如下。①支持疗法：包括输红细胞、血小板和白细胞维持血液功能，有感染时采用有效的抗生素。②采用雄激素与糖皮质类激素等刺激骨髓造血功能的药物。③免疫抑制剂。④骨髓移植。⑤冻存胎肝输注法。

1.支持疗法

大多数再障患者病程很长，应鼓励患者坚持治疗，避免诱发因素。要防止外伤引起出血。对于粒细胞低于 $0.5\times10^9/L$ 的要严格隔离。有感染的患儿应根据血培养及鼻咽分泌物、痰或尿培养结果采用相应抗生素。无明显感染者不可滥用抗生素，以免发生菌群紊乱和真菌感染。

输血只适用于贫血较重（血红蛋白在 $60\ g/L$ 以下）且有缺氧症状者，最好输浓缩的红细胞。出血严重可考虑输血小板。多次输血或小板易产生抗血小板抗体，使效果减低。

2.雄激素

雄激素适用于慢性轻、中度贫血的患儿，对儿童疗效优于成人，雄激素有刺激红细胞生成的作用，可能是通过刺激肾脏产生更多的红细胞生成素，并可直接刺激骨髓干细胞使之对红细胞生成素敏感性增高。

常用丙酸睾酮 $1\sim2\ mg/(kg\cdot d)$，每天肌内注射 1 次，用药不应少于半年，半合成制剂常用司坦唑醇，每次 $1\sim2\ mg$，每天3次口服；或美雄酮，每次 $15\ mg$，每天 3 次口服。后两种半合成制剂的男性化不良反应轻,但疗效稍差,肝损害较大。雄激素可加快骨髓成熟,使骨干和骨髓提前愈合,可使患者的身高受到影响。治疗有效者,先有网织红细胞增高,随之血红蛋白上升,继之白细胞增加,血小板上升最慢。

3.肾上腺皮质激素

近年来多认为本病应用大剂量肾上腺皮质激素对刺激骨髓生血并无作用,而有引起免疫抑制、增加感染的危险性。小量应用可以减少软组织出血。故一般用于再障患儿有软组织出血时,泼尼松的剂量一般为每天 0.5 mg/kg。对先天性再生低下性贫血患儿,则应首选肾上腺皮质激素治疗。泼尼松用量开始为每天 1~1.5 mg/kg,分 4 次口服。如果有效,在用药后 1~2 周即可出现效果。如果用药 2 周后仍不见效,还可适当加大剂量至每天 2~2.5 mg/L。如用药 1 个月仍无效,则可停用,但以后还可间断试用,因有的患者后期还可有效,有效病例在用药至血常规接近正常时,即逐渐减至最小量,并隔天 1 次。约 80%的患儿药量可减至 5~15 mg,并隔天 1 次,少数患者还可完全停药。如果小量隔天 1 次不能维持,而需大量应用激素时,可考虑改用骨髓移植治疗。

4.免疫抑制剂的应用

抗淋巴细胞球蛋白(ALG)及抗胸腺细胞球蛋白(ATG)为近年来治疗急性或严重型再障常用的药物之一。本制品最早应用于同种异体骨髓移植前作为预处理药物使用。1976 年有学者在应用 ALG 作为骨髓移植预处理治疗再障27 例中,有 5 例骨髓虽未植活,但自身骨髓获得重建。以后陆续有一些单独应用 ALG 或 ATG 治疗严重再障的报道,其效果不完全一致。有报道统计 1976－1983 年治疗 400 例的结果有效率为 50%右,完全缓解率 14%～32%,一年生存率为 16%。1986 年我国医学科学院血液病研究所报道用 ATG 治疗 23 例严重再障总有效率为30.4%。ALG 的一般剂量为每天20～40 mg/kg,稀释于250～500 mL生理盐水中加适量激素静脉静脉注射,以每分钟 5～10 滴静脉滴注的速度静脉滴入,10 分钟后如无反应,逐渐加快静脉滴注速,持续时间一般每天不短于 6 小时,1 个疗程 5～7 天。间隔 2 周以上,如病情需要再注射时,应注意有无变态反应。如对一种动物的 ALG 制剂产生变态反应,可改换另一种动物的制剂。近年来国外有用甲泼尼龙脉冲治疗代替 ALG 者。除了应用 ALG 或 ATG 外,同样道理也有应用环磷酰胺,长春新碱以及环孢霉素 A 治疗严重再障取得成功的报道。目前多数学者认为 ATG 应用为急性再障Ⅰ型(SAA-Ⅰ)的首选治疗。

5.大剂量丙种球蛋白（HDIG）

HDIG 可清除侵入骨髓干细胞微环境中并造成干细胞抑制的病毒,并可与 r-IFN 等淋巴因子结合,以去除其对干细胞生长的抑制作用,剂量为 1 g/（kg·d）静脉滴注,4 周 1 次,显效后适当延长间隔时间,共6～10 次。

6.造血干细胞移植

造血干细胞的缺乏是导致再障的一个重要原因,对这类患者进行造血干细胞移植是治疗的最佳选择,对于急重症的患者已成为最有效的方法。对于配型相合的骨髓移植,有50％～80％的患儿得到长期缓解,但由于髓源不易解决,现胎肝移植,脐血干细胞移植开始临床应用,终将代替骨髓移植。

7.其他治疗

（1）抗病毒治疗:常用阿昔洛韦（ACV）15 mg/（kg·d）静脉滴注,疗效10 天。

（2）改善造血微环境:应用神经刺激剂或改善微循环的药物,对造血微环境可能有改善作用、如硝酸士的宁,每周连用 5 天,每天的剂量为 1 mg、2 mg、3 mg、3.4 mg 肌内注射,休息 2 天后重复使用。654-2,0.5～2 mg/（kg·d）静脉滴注,于 2～3 小时内静脉滴注完,并于每晚睡前服 654-2 0.25～1 mg/kg,1 个月为 1 个疗程,休息 7 天重复使用。

（3）中医药治疗:用中药水牛角、生地、赤芍、丹皮、太子参、麦冬、女贞子、党参为主药加减,治疗效率可达 52.2％。

第三节 营养性巨幼细胞性贫血

营养性巨幼细胞性贫血又称营养性大细胞性贫血,主要是由于缺乏维生素 B_{12} 和/或叶酸所致。多见于喂养不当的婴幼儿。

一、病因及发病机制

（一）发病机制

维生素 B_{12} 和叶酸是 DNA 合成过程中的重要辅酶物质,缺乏时因 DNA 合成不足,使细胞核分裂时间延长（S 期和 G_1 期延长）,细胞增殖速度减慢,而胞浆中 RNA 的合成不受影响,红细胞中血红蛋白的合成也正常进行,因而各期红细胞变大,核染色质疏松呈巨幼样变,由于红细胞生成速度减慢,成熟红细胞寿命较短,因而导致贫血。粒细胞、巨核细胞也有类似改变。此外,维生素 B_{12} 缺乏尚可引起神经系统改变,可能与神经髓鞘中脂蛋白合成不足有关。

(二)维生素 B_{12}、叶酸缺乏的原因

1.饮食中供给不足

动物性食物如肉、蛋、肝、肾中含维生素 B_{12} 较多;植物性食物如绿叶菜、水果、谷类中含叶酸较多,但加热后被破坏。各种乳类中含维生素 B_{12} 及叶酸均较少,羊乳中含叶酸更少。婴儿每天需要量维生素 B_{12} 为 0.5～1 μg,叶酸为 0.1～0.2 mg。长期母乳喂养不及时添加辅食容易发生维生素 B_{12} 缺乏;长期羊乳、奶粉喂养不加辅食易致叶酸缺乏。

2.吸收障碍

吸收障碍见于慢性腹泻、脂肪下痢、小肠切除等胃肠疾病时。慢性肝病可影响维生素 B_{12}、叶酸在体内的贮存。

3.需要量增加

生长发育过快的婴儿(尤其是早产儿),或患严重感染(如肺炎)时需要量增加,易致缺乏。

二、临床表现

本病约 2/3 患者见于 6～12 个月,2 岁以上者少见。急性感染常为发病诱因。临床表现特点如下。

(一)贫血及一般表现

面色蜡黄,虚胖,易倦,头发稀黄发干,肝脾可轻度肿大,重症可出现心脏扩大,甚至心功能不全。

(二)消化系统症状

消化系统症状常有厌食、恶心、呕吐、腹泻、舌炎、舌面光滑。

(三)神经系统症状

神经系统症状见于维生素 B_{12} 缺乏所致者。表现为表情呆滞、嗜睡、反应迟钝、少哭不笑、哭时无泪、少汗、智力体力发育落后,常有倒退现象,不能完成原来已会的动作。可出现唇、舌、肢体震颤,腱反射亢进,踝阵挛阳性。

三、实验室检查

(一)血常规

红细胞数减少比血红蛋白降低明显。红细胞大小不等,以大者为主,中央淡染区不明显。重症白细胞可减少,粒细胞胞体较大,核分叶过多(核右移),血小板亦可减少,体积变大。

(二)骨髓象

红系细胞增生活跃,以原红及早幼红细胞增多相对明显。各期幼红细胞均有巨幼变,表现如胞体变大,核染色质疏松,副染色质明显,显示细胞核发育落后于胞浆。粒细胞系及巨核细胞系也可有巨幼变表现。

(三)生化检查

血清维生素 B_{12} 及叶酸测定低于正常含量(维生素 B_{12} <100 ng/L,叶酸 <3 μg/L)。

四、诊断

根据贫血表现、血常规特点,结合发病年龄、喂养史,一般不难做出诊断。进一步做骨髓检查有助于确诊。少数情况下须注意与脑发育不全(无贫血上述血常规、骨髓象改变,自生后不久即有智力低下)极少见的非营养性巨幼细胞性贫血相鉴别。

五、治疗与预防

(1)加强营养和护理,防治感染。

(2)维生素 B_{12} 及叶酸的应用维生素 B_{12} 缺乏所致者应用维生素 B_{12} 肌内注射,每次 50~100 μg,每周2~3次,连用2~4周,或至血常规恢复正常为止。应用维生素 B_{12} 2~3 天后可见精神好转,网织红细胞增加,6~7 天达高峰,约2周后降至正常。骨髓内巨幼红细胞于用药 6~72 小时内即转为正常幼红细胞,精神神经症状恢复较慢。由于叶酸缺乏所致者给予叶酸口服每次 5 mg,每天3次,连服数周。治疗后血常规、骨髓象反应大致如上所述。维生素 C 能促进叶酸的利用,宜同时口服。须注意单纯由于缺乏维生素 B_{12} 所致者不宜加用叶酸,以免加重精神神经症状。重症贫血于恢复期应加用铁剂,以免发生铁的相对缺乏。

(3)输血的应用原则同缺铁性贫血。

（4）预防措施主要是强调改善乳母营养,婴儿及时添加辅食,避免单纯羊奶喂养,年长儿要注意食物均衡,防止偏食习惯。

第四节　溶血性贫血

溶血性贫血是由于红细胞的内在缺陷或外在因素的作用,使红细胞的破坏增加,寿命缩短,而骨髓造血功能代偿不足时所发生的贫血。

一、诊断

(一)病史

（1）遗传性溶血性贫血:要注意询问患者的家族史、发病年龄、双亲是否近亲婚配、祖籍及双亲家系的迁徙情况等。

（2）多种药物都可能引起溶血性贫血,追查药物接触史十分重要。

(二)临床表现

溶血性贫血的临床表现常与溶血的缓急、程度和场所有关。

1.急性溶血性贫血

一般为血管内溶血,表现为急性起病,可有寒战、高热、面色苍白、黄疸,以及腰酸、背痛、少尿、无尿、排酱油色尿(血红蛋白尿)、甚至肾衰竭。严重时神志淡漠或昏迷,甚至休克。

2.慢性溶血性贫血

一般为血管外溶血,起病缓慢,症状体征常不明显。典型的表现为贫血、黄疸、脾大三大特征。

(三)辅助检查

辅助检查目的有三:即肯定溶血的证据,确定主要溶血部位,寻找溶血病因。

1.红细胞破坏增加的证据

（1）红细胞数和血红蛋白测定常有不同程度的下降。

（2）高胆红素血症。

（3）粪胆原和尿胆原排泄增加。

（4）血清结合珠蛋白减少或消失。

（5）血管内溶血的证据为血红蛋白血症和血红蛋白尿；含铁血黄素尿；高铁血红蛋白血症。

（6）红细胞寿命缩短。

2.红细胞代偿增生的证据

（1）溶血性贫血时网织红细胞数多在 0.05～0.2，急性溶血时可高达 0.5～0.7，慢性溶血多在 0.1 以下，当发生再生障碍危象时可减低或消失。

（2）血常规检查可出现幼红细胞、多染性、点彩红细胞及红细胞碎片。成熟红细胞形态异常，可见卡波环及豪-周小体。

（3）骨髓增生活跃，中晚幼红增生尤著。粒红比例降低甚至倒置。

3.红细胞渗透脆性试验和孵育渗透脆性试验

脆性增高，提示红细胞膜异常性疾病；脆性降低，多提示血红蛋白病；脆性正常，提示红细胞酶缺乏性疾病。

4.自身溶血试验

凡疑为红细胞内有异常者，应考虑做自身溶血试验。

5.抗人球蛋白试验（Coombs 试验）

Coombs 试验是鉴别免疫性与非免疫性溶血的基本试验。

6.其他

用于鉴别溶血性贫血的实验室检查。①酸溶血试验（Hams 试验）：主要用于诊断 PNH。②冷热溶血试验：用于诊断阵发性寒冷性血红蛋白尿症。③变性珠蛋白小体（Heinz 小体）生成试验和高铁血红蛋白还原试验：主要用于 G6PD 缺乏症的检测。④红细胞酶活性测定：如 G6PD 及丙酮酸激酶活性测定等。⑤血红蛋白电泳：对于血红蛋白病有确定诊断的意义。⑥SDS-聚丙烯酰胺凝胶电泳：进行膜蛋白分析，用于遗传性红细胞膜缺陷的诊断。⑦基因诊断。

溶血性贫血是一大类疾病，诊断应按步骤进行，首先确定有无贫血，再大致估计主要溶血部位。然后根据病因或病种选择有关试验逐一排除或证实。有些溶血病的原因一时不能确定，需要随诊观察，还有些溶血病的确诊有赖于新的检测技术。

二、鉴别诊断

下列情况易与溶血性疾病相混淆，在诊断时应注意鉴别。

（1）有贫血及网织红细胞增多者，如失血性贫血、缺铁性贫血或巨幼细胞贫血的恢复早期。

（2）兼有贫血及无胆色素尿性黄疸者，如无效性红细胞生成及潜在性内脏或组织缺血。

（3）患有无胆色素尿性黄疸而无贫血者，如家族性非溶血性黄疸（Gibert综合征）。

（4）有幼粒-幼红细胞性贫血，成熟红细胞畸形，轻度网织红细胞增多，如骨髓转移性癌等，骨髓活检常有侵袭性病变的证据。

（5）急性黄疸型肝炎：本病以黄疸为主要表现，多有肝脾大，但本病一般无明显贫血，血清直接和间接胆红素均增高，肝功能异常。

（6）溶血尿毒综合征：本病除有黄疸及贫血等溶血表现外，同时具备血小板减少及急性肾衰竭。

三、治疗

（一）去除病因

蚕豆病、G6PD缺乏症患者应避免食用蚕豆或服用氧化性药物。药物所致者应立即停药。如怀疑溶血性输血反应，应立即停止输血，再进一步查明病因。

（二）治疗方法

1.肾上腺皮质激素和免疫抑制剂

激素对免疫性溶血性贫血有效。环孢素、环磷酰胺等，对少数免疫性溶血性贫血也有效。

2.输血

当发生溶血危象及再生障碍危象，或贫血严重时应输血。

3.脾切除术

脾大明显，出现压迫症状，或脾功能亢进，均应考虑脾切除治疗。

4.防治严重并发症

对溶血的并发症如肾衰竭、休克、心力衰竭等应早期预防和处理。对输血后的血红蛋白尿症应及时采取措施，维持血压，防止休克。

5.造血干细胞移植

造血干细胞移植可用于某些遗传性溶血性贫血，如重型β-珠蛋白生成障碍性贫血，这是可能根治本病的方法，如有HLA相合的造血干细胞，应作为首选方法。

（三）其他

1.输血疗法的合理应用

（1）β-珠蛋白生成障碍性贫血主张输血要早期、大量，即所谓"高输血疗法"。

（2）G-6-PD 缺乏患者，因溶血为自限性，需要输血时，只需要 1～2 次即可。

（3）对于某些溶血性贫血输血反可带来严重反应，因此应严格掌握输血指征。如自身免疫性溶血性贫血，输血可提供大量补体及红细胞，可使受血者溶血加剧，若非十分必要，不应给予。非输血不可时，应输生理盐水洗涤过的浓缩红细胞加肾上腺皮质激素。

2.脾切除术

溶血性贫血的重要治疗措施，但并非对所有患者均有效。手术年龄以 5～6 岁为宜，过早切脾可能影响机体免疫功能，易患严重感染。但如贫血严重，以致影响患者的生长发育，或常发生"再生障碍危象"者，则可考虑较早手术。术后用抗生素预防感染，至少应持续至青春期。

第五节　凝血障碍性疾病

凝血障碍可因凝血 3 个阶段中任何阶段异常所致，以凝血第一阶段异常最常见，包括血友病甲、血友病乙、血友病丙及血管性假性血友病。

血友病是一种 X 染色体连锁隐性遗传疾病，由于编码凝血因子的基因异常而导致凝血因子生成障碍，通常男性发病，女性携带。患者以自幼反复异常出血为主要表现，常见的出血部位为关节，占所有出血表现 70%～80%，反复关节出血可引起退行性改变、畸形，导致关节功能部分或完全丧失。

一、血友病甲

血友病甲（hemophilia A）又称血浆Ⅷ因子缺乏症（factor Ⅷ deficiency）。位于 X 染色体上的Ⅷ因子基因缺陷致血浆Ⅷ因子促凝成分（Ⅷ：C）减少，凝血第一阶段异常致出血。此病为伴性隐性遗传，男性发病，女性传递者Ⅷ：C 活性也下降，但出血极少见。

（一）诊断

1.临床表现

（1）家族史：大部分有阳性家族史，患者的同胞兄弟、表兄弟、舅舅中有类似患者，20%～40%无家族史。

（2）发病时间：一般 1 岁左右患儿开始爬行时发病，严重者新生儿期即可出血,轻者 5～6 岁甚至成年后才发病,一旦发病即持续终身。

（3）出血症状:为创伤性小动脉出血,反复性关节出血为本病特征性表现,皮肤瘀斑、皮下血肿、鼻出血、口腔黏膜出血常见,单纯皮肤出血点罕见,严重者可有内脏出血。

2.辅助检查

（1）血小板数、出血时间、血块收缩、凝血酶原时间及纤维蛋白原定量正常。

（2）凝血时间及凝血酶原消耗试验:凝血时间检查不敏感,仅重型才延长。凝血酶原消耗不良,但轻型亦可正常。

（3）白陶土部分凝血活酶时间（KPTT）延长:此为血友病过筛试验,Ⅷ：C 低于 40% 即可检出。

（4）简易凝血活酶生成试验（STGT）或 Biggs 凝血活酶生成试验（TGT）不良:本法较精确,血友病甲、乙、丙均异常,血友病甲可用正常硫酸钡吸附血浆纠正而血清不能纠正。

（5）Ⅷ：C 活性测定:一般Ⅷ：C 活性<10%。

（6）Ⅷ：Ag:正常或稍增高。

（7）Ⅷ：C/ⅧR：Ag:主要用于女性携带者诊断及产前诊断,女性携带者及血友病胎儿此值明显下降。

（8）基因检查:仅用于携带者及产前检查。所用方法有:①等位基因专一性寡核苷酸探针做分子杂交。②限制性片段长度多态性间接分析。③聚合酶链反应（PCR）与前两者综合应用。可检出血友病胎儿及女性携带者缺陷的血友病甲基因。

3.诊断

（1）产后诊断:据男性发病,阳性家族史,反复出血以皮肤血肿,关节出血为主考虑此病,做凝血机制检查确诊。据血浆Ⅷ：C 水平本病分四型。①重型:Ⅷ：C<1%,自幼自发性出血,反复关节及深部组织出血,病程较长者有关节畸形。②中型:Ⅷ：C 活性 2%～5%,自发性出血倾向较重型轻,但轻微损伤可致严重出血,少数有关节内出血,一般不引起关节畸形。③轻型:Ⅷ：C 活性 5%～25%,创伤后出血难止,自发性出血和关节内出血罕见。④亚临床型:Ⅷ：C 活性 25%～45%,无出血症状,仅在大手术或严重外伤时出血较多,多在家系调查时发现。

（2）携带者诊断及产前诊断:家族中有血友病甲患者时,女性可能成为携带者,除据遗传规律推测概率外,可能查Ⅷ：C/ⅧR：Ag 降低,基因检查带有异常血友病甲基因确定。

(二)治疗

本病为先天性遗传缺陷,尚无根治疗法。治疗包括预防及治疗出血、预防畸形。

1.预防出血

尽量避免手术及外伤;禁用抑制血小板功能药物。一般治疗无出血时应适量运动,可提高Ⅷ因子活性。

2.补充疗法

血友病以补充治疗为主,予输血、新鲜血浆或输第Ⅷ因子浓缩剂。根据治疗目的不同,分为按需治疗及预防治疗。

(1)按需治疗:即发生出血时给予的暂时性补充治疗,其目的在于止血。浓缩Ⅷ因子制剂:Ⅷ因子用量为需达到的Ⅷ因子浓度×千克体重×0.5,12小时后再输1/2~2/3量,一般闭合性血肿或关节出血,应将血浆Ⅷ因子提高到10%~20%;一般手术或严重出血,提高到25%~40%,每12小时1次,维持2~3天;大手术或颅内出血提高到60%~100%,每12小时补充1次,维持7~14天或更长。新鲜血及血浆:采血后6小时内使用才有效,输全血2 mL/kg或血浆1 mL/kg可提高血浆Ⅷ因子活性2%,因引起血容量扩大,每天输血量应少于15 mL/kg,血浆少于30 mL/kg。此法仅适用于轻型出血患者。冷沉淀物:所含Ⅷ因子为新鲜血浆10倍以上。

(2)预防治疗:研究结果显示预防治疗组的平均年关节出血次数及总体出血次数明显低于按需治疗组,世界卫生组织(WHO)及世界血友病联盟(WFH)将预防治疗推荐为重度血友病标准的治疗方法。

3.其他治疗

(1)局部止血。

(2)药物治疗:6-氨基乙酸、氨甲环酸(止血环酸)、对羧基苄胺抑制已形成血块的溶解,有利于止血。肾脏出血者忌用。

(3)基因治疗:正在研究中。

(4)器官移植。

(5)重组Ⅷ因子:已用于临床。

(6)针对抗因子Ⅷ抗体的治疗。

二、血友病乙

血友病乙(hemophilia B)又称Ⅸ因子缺乏症,伴性隐性遗传,发病率为血友病甲的 1/5。

（一）诊断

1.临床表现

遗传特点同血友病甲,有轻度出血倾向的女性传递者较血友病甲常见。患者出血症状较轻,以软组织、关节出血为主,较常见。

2.辅助检查

凝血机制检查类似血友病甲,但 TCT 延长可被正常血清纠正而不被正常硫酸钡吸附血浆纠正,Ⅷ：C 正常,Ⅸ：C 活性下降。据Ⅸ因子水平将血友病乙分为四型,分型标准同血友病甲。

（二）治疗

一般治疗同血友病甲。由于血中Ⅸ因子(PTC)达 10% 就不出血,达 30% 就可使严重创伤停止出血,因此治疗时首次输血量视出血程度及治疗目的决定。输浓缩的Ⅸ因子可使血浆 PTC 提高更快,多在输入一次后即可止血。今后有待于转基因治疗。

三、血友病丙

血友病丙(hemophilia C)又称血浆Ⅺ因子缺乏症,常染色体不完全隐性遗传,较少见。

（一）临床表现

男女性均可发病,出血症状较血友病甲、乙轻,其中纯合子出血较重,可有皮肤瘀斑、鼻出血、外伤后出血不止,自发性出血少见;杂合子出血轻微,即使手术出血也不严重。

（二）辅助检查

凝血功能检查似血友病甲,凝血异常较轻,TGT 异常可被正常硫酸钡吸附血浆和正常血清纠正。

四、血管性假性血友病

血管性假性血友病开始由 Von Willebrand 描述,故又称 Von Willebrand disease(VWD),常染色体不完全显性或隐性遗传,VW 因子(VWF)基因缺陷致 VWF 产生减少、分子结构或功能异常。VWF 为Ⅷ因子组成分之一,属糖蛋白,分布在血浆中及血小板 α 颗粒内,其通过在血管壁与血小板间起桥联作用调节血小板黏附,促进血栓形成,并与Ⅷ：C 结合。能稳定Ⅷ：C 活性。VWF 数量或质量异常则导致类似血友病甲的出血表现。

(一)诊断

1.临床表现

出血一般较轻,最常见的症状是皮肤紫癜、反复鼻出血或出牙时出血。多数患者 4 岁之前发病,随年龄增长出血症状可逐渐减轻。皮下深部及肌肉血肿少见,极重者也可有关节腔出血、腹腔出血或颅内出血,不遗留关节畸形。

2.辅助检查

(1)血小板计数及形态正常,但出血时间延长,血小板黏附率降低,血小板加瑞斯托霉素不聚集。

(2)vW 因子(ⅧR∶WF)缺乏,Ⅷ因子相关抗原(ⅧR∶Ag)减少。

(3)Ⅷ因子活性(Ⅷ∶C)降低,降低程度比血友病甲低。

(4)阿司匹林耐量实验阳性。

(5)束臂试验约 50% 阳性。

(6)瑞斯托霉素辅因子降低。

3.诊断

根据家族史,出血倾向,血小板数及形态正常而出血时间延长,进一步检查 Ⅷ∶C 与 VWF∶Ag 下降即可确诊,如 VWF∶Ag 正常,则需进一步检查 VWF 的结构与功能,排除Ⅱ型 VWD。

据 VWF 浓度、多聚体成分及 VWF 功能,VWD 分为四型。①Ⅰ型:常染色体显性遗传,临床症状轻度至中度,血浆 VWF 不同程度下降,但各多聚体成分均存在。②Ⅱ型:血浆 VWF 浓度正常但性质异常,除Ⅱ$_β$、Ⅱ$_β$ 变异型及血小板型外,其他亚型的 VWD 只与血小板 GP16 发生轻微反应或毫无反应,其中Ⅱ$_A$ 为常染色体显性遗传,血小板及血浆中缺乏大型多聚体,Ⅱ$_{C-H}$ 为常染色体隐性遗传,大型多聚体缺乏或减少。Ⅱ$_B$ 在无兴奋剂时即能与血小板 GP16 受体结合,大型多聚体与血小板结合被清除,致血浆中缺乏大型多聚体,Ⅱ$_B$ 变异型对低浓度瑞斯托霉素敏感性增加,但血浆中 VWF 多聚体各成分存在,血小板型又称假性 VWD,VWF 正常而血小板受体对正常 VWF 亲和力增高。③Ⅲ型:常染色体隐性遗传,重者婴儿期即有严重出血,血浆及血小板中均测不到 VWF。④未分类型:除与Ⅷ∶C 结合力降低外,VWF 结构与功能异常。

(二)治疗

1.一般治疗

避免外伤及手术,忌用阿司匹林、双嘧达莫等。

2.补充治疗

用于出血不止或手术前后。可输新鲜全血、血浆或冷冻血浆。首剂新鲜血浆 10 mL/kg,可使Ⅷ因子提高至 30% 左右。

第六节　急性白血病

白血病是小儿时期最常见的恶性肿瘤,其特征是造血组织中某一系统的血细胞失去正常控制发生癌变和过度增生,干扰和抑制正常造血及免疫,并浸润全身各组织和脏器,破坏其正常结构和功能。可分为急性淋巴细胞白血病(ALL)、急性非淋巴细胞白血病(ANLL)、慢性淋巴细胞白血病(CLL)、慢性粒细胞白血病(CML)等。儿童白血病 90% 以上为急性,并且以 ALL 最为多见。

一、诊断

(一)病史

小儿急性白血病半数以上病例急性发病,进展较快。

(二)临床表现

1.贫血

贫血出现早且进行性加重,表现为皮肤黏膜苍白、易倦、活动后气促等,年长儿可诉头昏、头痛、心悸、耳鸣等。

2.出血

大部分患儿有不同程度的出血,轻者仅见下肢少量瘀点、瘀斑和少量鼻出血,重者可见全身广泛出血,呼吸、消化道和颅内出血常可致命。

3.发热

发热为常见症状,热型不一,多为高热,主要由感染引起,易扩散为败血症。

4.白血病细胞浸润所引起的症状和体征

(1)淋巴结肿大及肝、脾大:不同类型的白血病肝、脾受浸润的程度不同,通常 ALL 较 ANLL 显著,在 ALL 中又以 T-ALL 及成熟 B-ALL 更明显。肝、脾大及淋巴结肿大的程度表明机体的肿瘤负荷量。

(2)中枢神经系统白血病(CNSL):可发生于发病的初期或复发时,临床出现颅内压增高、脑神经受损和脑脊液改变,重者可有意识改变或抽搐、瘫痪等。

（3）睾丸白血病（TL）：睾丸受损主要表现为无痛性、硬性结节状肿大。

（4）骨骼与关节：白血病细胞浸润破坏骨皮质和骨膜时可引起疼痛,临床上常见胸骨压痛,对诊断有意义,若白血病细胞浸润关节,可引起关节疼痛,但局部无红肿及发热。

（5）其他：心、肾、肺、胸膜、皮肤黏膜等都可侵犯,如急性单核细胞白血病常有齿龈增生、出血和溃疡,急性粒细胞白血病易见到眼眶周围的绿色瘤。

（三）辅助检查

1.血常规

ALL 患儿血常规通常表现为血小板计数降低、血红蛋白降低,白细胞计数半数以上增高,余可正常或降低。外周血中见到白血病细胞,是诊断白血病的有力证据。

2.骨髓象

白血病的确诊主要靠骨髓检查。

3.细胞组织化学染色

细胞组织化学染色常用的有过氧化物酶染色（POX）、苏丹黑染色、特异性酯酶（CE）和非特异性酯酶（NSE）染色、糖原染色等。

4.急性白血病形态学分型

ALL 按形态分为 L_1,L_2,L_3 3 型,ANLL 则分为粒细胞白血病未分化型（M_1）、粒细胞白血病部分分化型（M_2）、颗粒增多的早幼粒细胞白血病（M_3）、粒单核细胞白血病（M_4）、单核细胞白血病（M_5）、红白血病（M_6）及巨核细胞白血病（M_7）等 7 型。

5.免疫学分型

（1）ALL 的免疫学分型：目前广为接受的是二大类九分法（表 7-1、表 7-2）。

表 7-1　非 T-ALL 的亚型

亚型	HLA-DR	CD 19	CD 10	CD 20	Cyμ	SmIg
I	+	－	－	－	－	－
II	+	+	－	－	－	－
III	+	+	+	－	－	－
IV	+	+	+	+	－	－
V	+	+	+	+	+	－
VI	+	+	+	－	－	+

表 7-2　T-ALL 的亚型

亚型	CD7	CD5	CD2	CD3	CD4	CD8	CD 1a
Ⅰ	+	+	+	−	−	−	+
Ⅱ	+	+	+	+	+	+	+
Ⅲ	+	+	+	+	+/−	+/−	−

（2）ANLL 的免疫学分型：迄今为止未制备出粒单系的特异性单抗和分化各个阶段的特异性单抗，因此临床上不能用以划分亚型。代表粒-单系抗原目前主要有 CD 33，CD 13，CD 14，CD 15，CD 11等，抗血型糖蛋白的单抗可识别 M_6，单抗 CD 41，CD 42和 CD 61可识别 M_7。

6.细胞遗传学分型

AL 可检出克隆性细胞遗传学异常，但不同类型的白血病中其异常的范围很大，并且与预后密切相关，可表现为染色体数目和结构的异常。

7.分子生物学检测

分子生物学检测可检测白血病细胞存在的基因异常，用于指导临床治疗和判断预后。

二、鉴别诊断

（一）类白血病反应

本病多发生在感染的基础上，白细胞总数高，且有幼稚细胞。但通常不伴有贫血及血小板减少，也无白血病浸润的表现，骨髓中原始、幼稚细胞罕见超过0.2，血片中碱性磷酸酶染色呈强阳性，积分明显增加，可以鉴别。

（二）再生障碍性贫血

本病临床表现有贫血、出血、发热、血常规降低，但是本病无白血病浸润的表现，肝、脾及淋巴结不肿大，骨髓增生低下而无原始、幼稚细胞比例增高现象。

（三）传染性单核细胞增多症

临床有发热、皮疹、咽峡炎、肝、脾大及淋巴结肿大，血白细胞增高以淋巴细胞升高为主，且变异淋巴细胞常达 10％ 以上，临床表现及血常规易与急性白血病相混淆，但本症恢复快，骨髓象无原幼淋巴细胞出现，检测 EBV 特异性抗体可以确诊。

（四）恶性组织细胞病

临床上可出现发热、贫血、出血，肝、脾大及淋巴结肿大，以及全身广泛浸润性病变,很难与白血病鉴别,血常规也与白血病相似,若是发现恶性组织细胞则高度提示本病。骨髓增生活跃或减低,网状细胞增多,可见到多少不等的组织细胞,如果见到大量吞噬型组织细胞且出现一般异常组织细胞,则支持诊断本病。

(五)骨髓增生异常综合征(MDS)

MDS 以贫血为主要表现,可伴有不同程度的出血,肝、脾大及淋巴结肿大,少数还有骨痛。本症骨髓象呈现三系或二系或任一系的病态造血。

(六)风湿性关节炎

有发热、关节疼痛症状者易于风湿性关节炎混淆,血液和骨髓检查可以确诊。

三、治疗

(一)治疗原则

以化疗为主的综合疗法,其原则是要早期诊断、早期治疗,按照白血病的类型选用不同的化疗药物联合化疗,药物剂量要足,治疗过程要间歇,要长期治疗,交替使用多种药物。同时要早期防治中枢神经系统白血病和睾丸白血病等。

(二)ALL 的化疗

1.诱导治疗

VDLP4 周(长春新碱、柔红霉素、门冬酰氨酶、泼尼松)。

2.巩固治疗

采用 CAT 方案(环磷酰胺、阿糖胞苷、巯嘌呤)。

3.髓外白血病预防性治疗

(1)三联鞘内注射(IT):用甲氨蝶呤(MTX),阿糖胞苷(Ara-c)和 Dex,每1～2周1次,有中枢神经系统白血病者每周1～3次鞘内注射。

(2)HD-MTX＋CF(大剂量甲氨蝶呤-四氢叶酸钙)疗法:10 天 1 个疗程,共3 个疗程。每疗程 MTX 3 g/m², 1/6 量(不超过 500 mg/次)作为突击量在 30 分钟内快速静脉滴入,余量于12～24 小时内均匀滴入。突击量 MTX 滴入后 0.5～2 小时内,行三联 IT 1 次。开始滴注 MTX36 小时后用 CF 解救。HD-MTX 治疗期间同步用 VP 方案。

(3)颅脑放疗:原则上 3 岁以上患儿,凡诊断时 WBC 计数$\geqslant 100 \times 10^9/L$,有 t(9;22)或 t(4;11)核型异常,诊断时有 CNSL,因种种原因不宜做 HD-MTX 治疗者,于完全缓解(CR)后 6 个月时进行。

4.早期强化治疗

重复其诱导方案或用 VDLP2 周后继用 VM-26＋Ara-C 2 周。

5.维持及加强治疗

(1)维持用药:用巯嘌呤(6-MP)和 MTX,连用 4 周休 1 周,再用 4 周休 1 周,反复维持。

(2)强化:每 3 个月用 COAP 方案强化 1 个疗程,或用 VDLP 2～3 周或 VM-26＋Ara-C 2 周强化1 次,无中枢神经系统白血病时每半年 1 次 HD-MTX,有中枢白血病者 9 个月 2 次 HDMTX,每次做 2 个疗程。

6.总疗程

自维持治疗算起女孩 3 年、男孩 3.5 年。

(三)ANLL 的化疗

1.诱导治疗

(1)DA 方案用 DNR 和 Ara-c。

(2)DAE 方案用 DNR,Ara-c 和 VP-16 或 VM26。

(3)HA 方案用高三尖杉酯碱和 Ara-c。

(4)IDA＋Ara-c 方案。

(5)M_3 的诱导缓解可用全反式维 A 酸30～60 mg/(m^2·d),口服,直至缓解。

2.缓解后治疗

(1)巩固治疗:共 6 个疗程,即用大剂量 Ara-c 与 DA,HA,VP-16＋Ara-c (EA)方案交替治疗半年。完成巩固治疗后可停药观察,亦可进入下述维持治疗。

(2)维持治疗:选用 COAP,HA,EA 等方案,定期序贯治疗,第 1 年每 2 个月 1 个疗程,第 2 年每 3 月 1 个疗程。

(四)造血干细胞移植

造血干细胞移植不仅可提高患儿的长期生存率,而且还可能根治白血病。随着化疗效果的不断提高,目前造血干细胞移植多用于 ANLL 和部分高危 ALL 患儿,一般在第 1 次化疗完全缓解后进行,其无病生存率 50％～70％。

(五)治疗要点

1.白血病的化疗要坚持联合化疗和足量用药、间歇给药的原则

所谓联合化疗是指将作用于细胞周期不同时相或者不同作用的数种药物同

时应用，从多个靶点攻击白血病细胞，使杀瘤效果叠加或协同而毒性或不良反应并不增加。对大多数抗白血病的化疗药物而言，在毒性限度内疗效与剂量正相关，因此，在毒性限度内的足量用药不仅疗效高，而且产生耐药的机会也少。间歇给药的目的有二，一是大部分抗白血病药物缺乏特异性，人体内增殖旺盛的细胞也因化疗而损伤，需要一定的间歇时间恢复，二是化疗中处于增殖期的细胞遭到杀灭，但处于静止期的细胞影响较小，需要一定的时间使其进入增殖周期再杀灭。

2.坚持长期给药

急性白血病发病时体内有 $10^{11} \sim 10^{12}$ 个白血病细胞，有效化疗杀灭 2 个对数级以上后，可使其下降到 $10^9 \sim 10^{10}$ 个细胞，此时临床上达到完全缓解。一旦停药后，剩余的白血病细胞将以平均约 5 天增加 1 倍的速度增加，最终导致复发，故取得完全缓解后仍需要巩固、维持和强化治疗。

3.注意化疗药物的毒副作用

白血病治疗过程的化疗药物均具有较大的毒性，在化疗之前要全面了解患儿的一般状况，包括肝肾功能、心脏功能、心肌酶、心电图等，了解每一种化疗药物的毒副作用及适应证。用 DNR 前后做心电图检查，注意维护心功能正常。为预防不可逆性的心肌毒副作用，须密切注意 DNR 累积量不超过 $360 \ mg/m^2$；<2 岁不能超过 $300 \ mg/m^2$。CTX 累积剂量最好不 $> 3.0 \ g/m^2$，以预防继发性肿瘤和影响生育功能。

4.儿童 ALL 治疗

要在准确分型的基础上，提高临床危险度和预后因素的评估水平，在系统化疗的基础上，要强调早期强烈化疗、重视庇护所治疗、进行再诱导治疗等。

5.加强支持疗法

（1）防治感染：在化疗阶段，保护性环境隔离对防止外源性感染具有较好的效果。并发细菌性感染时，应根据不同致病菌和药物敏感结果选用有效的抗生素治疗。严重粒细胞缺乏者（$<0.5 \times 10^9/L$）应预防性使用抗生素，可减少感染性并发症的发生。对感染严重，抗生素治疗无效者可输注中性粒细胞。长期化疗常并发真菌感染，可选用抗真菌药物如制霉菌素，两性霉素 B 或氟康唑等治疗。并发疱疹病毒感染者可用阿昔洛韦治疗。怀疑卡氏囊虫肺炎者，应及早用复方磺胺甲噁唑治疗。

（2）输血和成分输血：严重的贫血可输注红细胞悬液或浓缩红细胞，当血小板低于 $20 \times 10^9/L$，可导致严重的出血甚至颅内出血，可输注浓缩血小板悬液。

（3）造血生长因子的应用:粒-巨噬细胞集落刺激因子、粒细胞集落刺激因子应用于强化疗或骨髓移植后,可明显缩短粒细胞的恢复期限,减少感染发生率及发热天数,为安全度过粒细胞缺乏期提供保证。

（4）高尿酸血症的防治:在化疗早期,由于大量白血病细胞破坏分解而引起高尿酸血症,导致尿酸结石梗阻、少尿或急性肾衰竭,故注意水化、碱化并可口服别嘌呤醇。

6.个体化治疗

患者的机体状态不一样,对化疗的耐受程度及敏感性也不一样,临床医师要较准确的了解患者情况,选择适当的化疗方案和化疗强度,既达到最大程度清除白血病细胞的效果,又能使机体承受得住。

7.连续治疗

每 1 个疗程化疗完成后, 一旦血常规恢复（WBC $\geqslant 3 \times 10^9/L$, ANC$>1.5\times10^9/L$）,肝肾功能无异常,须及时做下一阶段化疗,疗程未完成或出现 WBC 低下,尤其是诱导过程中出现骨髓抑制时,不能轻易终止化疗,应该在进行积极支持治疗的同时,继续完成化疗。

8.预防复发

在缓解后的治疗过程中,如遇不能用与化疗相关、感染相关解释的不明原因的白细胞和/或血小板低下时,并迟迟不能恢复者,要警惕早期复发,应及时进行骨髓检查,追查原因,不能盲目等待延长间歇时间。

第七节　淋　巴　瘤

一、儿童霍奇金淋巴瘤

1832 年霍奇金首先对本病在解剖学水平进行描述,因此而命名为霍奇金淋巴瘤（Hodgkin lymphoma,HL）,当时认为它是一种脾脏和淋巴结异常性疾病。直至 19 世纪 50 年代以后,由于显微镜技术的发展才对本病有了更进一步的了解,镜下观察到巨大畸形的细胞作为霍奇金淋巴瘤的诊断依据。Sternberg 和 Reed 分别在 1898 年和 1902 年对霍奇金淋巴瘤的组织病理学变化做了全面的定义和说明。Reed 对本病中的巨型多核细胞做了仔细的描述,并否认了这些细胞来自变异型结核的观点，以后这些畸形巨型细胞被命名为 Reed-Sternberg 细胞（R-S 细胞）。霍奇金淋巴瘤的浸润细胞有多样性，多数为形态正常的反应性细胞，其中的 R-S 细胞由相对成熟的淋巴细胞恶性转化而来。

（一）流行病学

根据我国上海市肿瘤登记系统，1986—1992 年，0～14 岁组儿童 HL 的年发病率为 2.39‰，男女比为 2.3∶1。流行病学调查提示疱疹病毒 6、巨细胞病毒、EB 病毒感染可能与发病有关。

（二）组织病理学

病变组织中常有正常淋巴细胞、浆细胞、嗜酸性粒细胞、组织细胞反应性浸润，伴有细胞形态异常的 R-S 细胞。R-S 细胞大而畸形，直径≥45 μm，有丰富的细胞质，多核或多叶核，核膜染色深，有细致的染色质网，在核仁周围形成淡染的圈影、核仁大而明显。未见到 R-S 细胞时很难诊断本病，但在其他一些疾病中如传染性单核细胞增多症、非霍奇金淋巴瘤及其他非淋巴系恶性肿瘤中也可见到类似细胞。

根据 RYE 分类系统，将 HL 分为 4 个组织学亚型。

1.淋巴细胞削减型

淋巴细胞削减型占 10%～15%，男孩及小年龄患儿多见，临床病变常较局限。

2.混合细胞型

混合细胞型 10 岁以下儿童多见，R-S 细胞较易见，上述各种类型的反应性细胞浸润，可见有灶性坏死和纤维化。临床上病变范围常较广泛，伴有淋巴结外病变。

3.淋巴细胞削减型

淋巴细胞削减型在儿童中较少见，人类免疫缺陷病毒感染患者中多见，病变中有大量畸形的恶性网状组织细胞和 R-S 细胞，淋巴细胞少见，有广泛的坏死和纤维灶。

4.结节硬化型

结节硬化型在儿童中最常见，易见 R-S 细胞，淋巴结有包膜，胶原性束带从包膜延伸将淋巴结隔成多个小结，临床上以下颈部、锁骨上、纵隔发病为多见。

（三）临床表现

1.全身症状

非特异性症状包括发热、乏力、厌食、轻度消瘦、瘙痒。原因不明 38 ℃以上发热或周期性发热、6 个月内体重减轻 10％以上、大量盗汗时应想到本病。

2.淋巴结肿大

无痛性锁骨上、颈部或其他部位淋巴结肿大为最常见,淋巴结质硬有橡皮样感觉。约 2/3 的患者就诊时有不同程度的纵隔浸润,引起咳嗽等气管、支气管受压症状。肿瘤原发于锁骨上、颈部较多见,腋下、腹股沟、腹腔淋巴结为原发者相对少见。肿块增大时可产生相关部位的压迫症状。

3.可合并免疫功能紊乱

如合并免疫性溶血性贫血,有贫血、黄疸、网织红细胞升高、抗人球蛋白试验阳性。合并免疫性血小板减少症时,有血小板计数减少、出血倾向、血小板相关抗体增高、骨髓巨核细胞成熟障碍。

（四）实验室检查

1.血液学检查

血常规检查常无特异性异常,偶可见到嗜酸性粒细胞或单核细胞增多。血沉可增快。

2.淋巴结活体标本检查

病理组织形态检查是确诊的必需手段。

3.影像学检查

影像学检查可选择性做胸部 X 线平片、腹部 B 超、胸部 CT、腹部 CT,以确定病变的范围。由于^{67}镓对淋巴组织亲和力高,可做^{67}镓扫描作为补充检查确定肿瘤浸润范围。

4.骨髓活体标本检查

HL 可发生灶性骨髓转移,因此骨髓活体标本检查比骨髓涂片容易发现肿瘤细胞,在治疗前应常规作骨髓活体标本检查。

（五）诊断

完整的诊断必须包括疾病分期,以指导临床治疗与随访,根据体格检查及相关实验室检查可作出分期诊断,较常用的 HL 分期系统为 Ann Arbor 分期,见表 7-3。

表 7-3　HL 的分期

分期	定义
Ⅰ期	单个解剖区淋巴结（Ⅰ），或单个结外病变（ⅠE）
Ⅱ期	横膈同一侧的≥2 个淋巴结区病变（Ⅱ）。或横膈同一侧的单个肿块（结外）伴有区域淋巴结浸润或≥2 个淋巴结外病变（ⅡE）
Ⅲ期	横膈两侧淋巴结病变（Ⅲ），伴有脾脏浸润（ⅢS）伴有结外病变（ⅢE）或二者多有（ⅢSE）
Ⅳ期	广泛的或远处结外转移

（六）治疗

主要的治疗手段为化学治疗和放射治疗。

1.放射治疗

HL 对放射治疗敏感，20 世纪 70 年代以前，无论年龄、分型和分期的差别均采用放射治疗。20 世纪 70 年代以后才有专门以儿童为对象的治疗方案。目前对生长期儿童主要采用联合化学治疗加肿瘤浸润野低剂量放射治疗，有试图进一步减少或删除放射治疗的倾向。对已完全发育的青少年局限性病变采用肿瘤扩大野高剂量放射治疗。常用的放射治疗有以下几个。

（1）Waldeyer 野：用于 Waldeyer 或耳前淋巴结病变。上颈部病变并以放射治疗为单一治疗手段时应同时作 Waldeyer 野预防性放射治疗。

（2）横膈上斗篷样野：包括颌下、颏下、颈部、锁骨上下、腋下、纵隔和肺门淋巴结。

（3）横膈下野：包括脾和主动脉旁淋巴结。

（4）倒"Y"野：包括髂总、髂外、腹股沟淋巴结。

2.化学治疗

经典联合化学治疗方案 MOPP 对成人与儿童的晚期 HL 有 50％的治愈率。ABVD 方案仍可使 50％的 MOPP 耐药者获得缓解。MOPP 与 ABVD 联合时耐药者减少。化学治疗剂量宜大，但过长的维持治疗并不延长缓解期，根据不同分期以 4～6 个疗程为宜。常用的 MOPP、COPP、COPP/ABV 方案，如表 7-4。

（七）预后

HL 在合理的治疗下预后良好，治愈率可达 80％～90％，但反复复发的晚期广泛病变预后仍不良，HL 可见远期复发。远期死亡者死于治疗相关并发症多于疾病本身。常见的与放射治疗、化学治疗相关并影响远期生活质量的并发症有放射治疗部位的软组织、骨骼发育不良及畸形，放射治疗野内脏器功能障碍，心、肺功能障碍,不育和第二肿瘤等。

表 7-4　HL 化学治疗方案

化学治疗方案	药物	剂量	用药安排
MOPP＊（COPP＊＊） 21 天 1 个疗程	氮芥＊	6 mg/m²	第 1 天、第 8 天,静脉注射
	环磷酰胺＊＊	600 mg/(m²·2 小时)	第 1 天、第 8 天,静脉注射
	长春新碱	1.4 mg/m²	第 1 天、第 8 天,静脉注射(≤2 mg)
	丙卡巴肼	100 mg/m²	第 1～14 天,分 3 次口服
COPP/ABV 21 天 1 个疗程	环磷酰胺	750 mg/m²	第 1 天,静脉注射
	泼尼松	45 mg/m²	第 1～14 天,减停 7 天,分 3 次口服
	长春新碱	1.4 mg/m²	第 1 天(≤2 mg,静脉注射)
	丙卡巴肼	100 mg/m²	第 1～7 天,分三次口服
	泼尼松	45 mg/m²	第 1～14 天,减停 7 天,分 3 次口服
	多柔比星	35 mg/(m²·2 小时)	第 8 天,静脉注射
	博来霉素	10 mg/m²	第 8 天,静脉注射
	长春碱	6 mg/m²	第 8 天,静脉注射

MOPP 中 M 为氮芥,COPP 中 C 为环磷酰胺。

二、儿童非霍奇金淋巴瘤

非霍奇金淋巴瘤(non-Hodgkin lymphoma,NHL)又称恶性淋巴瘤,起源于增殖分化过程中的淋巴细胞,它的扩散方式与相应的正常淋巴细胞移行方式相似。淋巴细胞是免疫系统的主要组成部分,它循环至全身发挥功能,因此所有儿童 NHL 在起病时即可视为全身性疾病。不同成熟阶段的淋巴细胞恶性转化后形成不同亚型的肿瘤,可出现不同的生物学特征、病理变化及临床表现。

19 世纪时已对儿童恶性淋巴瘤有所认识,但近年才认识到在组织形态学上它与成人型有明显不同。儿童 NHL 以小无裂型(或称 Burkitt 型)、淋巴母细胞型(曲核 T 细胞型)和大细胞型三种类型为主,占 90％～95％,且多为高度恶性,极少数为中低度恶性。在疗效方面,70 年代时 5 年生存期仅为 5％～33％,近 20 年来诊断与治疗进展令人鼓舞,目前在发达国家的主要儿童 NHL 协作组中,5 年无病生存率已达 60％～80％,与急性淋巴细胞白血病相似。

(一)流行病学

1992－1996 年上海市肿瘤登记系统统计结果表明上海市 0～14 岁组儿童淋巴瘤年发病率为 11.33％,其中霍奇金淋巴瘤为 2.39％,非霍奇金淋巴瘤为 8.94％。中国上海地区淋巴瘤发病率在儿童肿瘤中占第三位,仅次于白血病和颅内肿瘤。

(二)组织病理学

组织病理学是 NHL 最基本也是最重要的诊断手段,有多个分类系统,根据美国国立癌症研究所工作分类方案,儿童 NHL 主要的组织类型为淋巴母细胞型,小无裂型及大细胞型。几乎所有类型均为弥漫型,高度恶性,少数大细胞型为中、低度恶性。NHL 时淋巴组织结构均被破坏,在非淋巴组织中,肿瘤细胞浸润于正常细胞、胶原、肌纤维之间。

淋巴母细胞型在组织细胞学上无法与急性淋巴细胞白血病浸润相鉴别,儿童肿瘤专家常把骨髓肿瘤细胞是否超过 25% 来划分急性淋巴细胞白血病还是 NHL,但这一标准是人为划分的,临床上会出现诊断为 NHL,但复发时骨髓首发,或诊断为急性淋巴细胞白血病,而复发时只有局限肿块。可以认为淋巴母细胞型 NHL 和急性淋巴细胞白血病,尤其是 T-急性淋巴细胞白血病是同一疾病的不同临床类型,前者病变细胞较后者稍成熟,治疗上可同样采用治疗急性淋巴细胞白血病的方案。

小无裂型根据多形性表现可分为 Burkitt 和非 Burkitt 或称 Burkitt 样,在儿童中尚未发现两者间有临床特征、免疫表型、核型及分子学变化的差别。Burkitt 在细胞大小及形态上很均一,而非 Burkitt 有多形性。Burkitt 淋巴瘤在肿瘤细胞间常散在吞有核碎片的吞噬细胞,由此形成星空样特征。有骨髓浸润时难于与成熟 B 细胞性急性淋巴细胞白血病鉴别。有学者认为 Burkitt NHL 与成熟 B 细胞性急性淋巴细胞白血病是有不同临床表现的同一疾病,可同样采用针对 Burkitt NHL 的含有大剂量烷化剂的化学治疗方案。

大细胞型中间变型淋巴瘤具特征性地浸润淋巴窦,肿瘤细胞常常大而畸形,有丰富的浆和不规则核。可将此类肿瘤分为细胞变异型,霍奇金淋巴瘤样型和不表达 T 细胞表面的一种标志物的多形 T 细胞型(即外周 T 细胞型),这些类型有时伴有噬血细胞增生性反应。有一部分大细胞淋巴瘤可能确实属于组织细胞来源。

NHL 组织形态分类可指导临床治疗,但目前仍有多个分类系统,而且各系统间常有矛盾。采用同一分类系统,不同病理科医师亦可能报出不同的病理类型,重复性较差,因此需要免疫表型、核型及分子学变化加以补充。几个主要分类系统之间的比较见表 7-5。

表 7-5　儿童 NHL 三种常见病理类型在不同病理分类方案中的名称比较

分类方案	淋巴母细胞型（与急性淋巴细胞白血病鉴别困难）	Burkitt 型（与成熟 B-急性淋巴细胞白血病鉴别困难）	大淋巴细胞型
Klel	恶性淋巴瘤，淋巴母细胞型，曲核型和未分类型	恶性淋巴瘤，淋巴母细胞型，Burkitt 型	恶性淋巴瘤，中心母细胞型恶性淋巴瘤，免疫母细胞型
美国国家癌症研究院工作分类	恶性淋巴瘤，淋巴母细胞型，曲核型和非曲核型	恶性淋巴瘤，小无裂细胞型	恶性淋巴瘤，大细胞型恶性淋巴瘤，免疫母细胞型
改良欧美淋巴瘤分类	前 B 淋巴母细胞型，前 T 淋巴母细胞型	Burkltt 淋巴瘤，高度恶性 B 细胞胞性淋巴瘤，Burkitt 样	纵隔原发大 B 细胞淋巴瘤，弥漫性大 B 细胞淋巴瘤，间变型大细胞淋巴瘤

（三）临床表现

NHL 临床表现差异大，一些患者仅有外周淋巴结肿大，几乎无全身症状，病理也一目了然，因此在活体标本检查后即明确诊断。但另一些患者临床表现复杂而危重，而且病理标本的获得与病理诊断均十分困难。各种病理亚型有相对特殊的临床表现。

1.非特异性症状

发热，热型不定，浅表淋巴结肿大，盗汗。肿瘤可原发于身体任何部位并出现与肿瘤部位相关的压迫症状。无有效治疗时肿块活体标本检查部位或肿块外伤后可长久不愈。晚期患者出现消瘦、苍白、肢体疼痛、出血倾向，肝、脾大，肾脏也可因浸润而肿大，并可触及。

2.淋巴母细胞型（70％为 T 细胞性）

70％原发于胸腔，特别是纵隔。当原发于纵隔时常见症状有胸痛、刺激性咳嗽、吞咽困难、气促、平卧困难，重者有发绀、颈头面部及上肢水肿，胸部 X 线平片可见中、前纵隔巨大肿块，可伴有不等量胸腔积液。腹腔为原发部位较少见。少数患者在诊断时就有中枢神经系统浸润，并出现相应症状与体征。在淋巴母细胞型 NHL 骨髓浸润较常见，此时无论从细胞形态学、免疫学还是细胞遗传学均较难确定究竟是急性淋巴细胞白血病还是 NHL 骨髓浸润。

3.小无裂型（95％以上为 B 细胞性）

原发于腹腔较多见，可有腹痛、腹围增大、恶心、呕吐、大便习惯改变，肝、脾大,腹水。有时可表现为肠套叠、胃肠道出血、阑尾炎样表现,甚至少数患者发生肠穿孔等急腹症。右下腹肿块较多见,需与炎性阑尾包块、阑尾炎鉴别。其次较多见的原发部位为鼻咽部,出现鼻塞、打鼾、血性分泌物及吸气性呼吸困难。

4.大细胞型(70%为 T 细胞性,30%为 B 细胞性)

病程相对较长,可有较特殊部位的浸润,如大细胞性 B 细胞型 NHL 浸润纵隔,而小无裂 B 细胞型浸润纵隔较为少见。大细胞间变型可原发于皮肤皮下组织、中枢神经系统、肺、睾丸、骨,甚至肌肉和胃肠道等,并出现相应的症状。

5.中枢浸润

以上各型均可发生肿瘤细胞中枢神经系统浸润,常与骨髓浸润同时存在,包括脑膜、颅神经、脑实质、脊髓旁及混合性浸润,出现头痛、呕吐等颅高压症状,或面瘫、感觉障碍、肌力改变、截瘫等。如不给予中枢神经系统预防性措施,病程中中枢神经系统浸润机会很高,眼神经与面神经受累机会较多。

(四)实验室检查

怀疑 NHL 时可先做快速、简便并可能明确诊断的检查,如骨髓涂片、体液肿瘤细胞检查,不能明确诊断时应及时作病理活体标本检查。实验室诊断应包括以下几个方面。

1.血液学检查

疾病早期血常规常不受影响,偶见嗜酸性粒细胞增高。疾病晚期或有骨髓浸润时出现血红蛋白及血小板计数下降,白细胞计数增高较降低更为多见。血沉可增快,但非特异性。

2.病理组织形态学检查

病理组织形态学诊断仍为最传统、最主要的方法。形态上需与其他小圆细胞肿瘤相鉴别,如 Ewing 肉瘤、横纹肌肉瘤和神经母细胞瘤。非肿瘤性淋巴组织增生过程,特别是儿童自身免疫性疾病有长期的淋巴结肿大时很难单独以组织形态学来与 NHL 鉴别,需结合免疫组织化学、细胞及分子遗传学检查做最后诊断。根据分类,儿童 NHL 最常见的类型(90%以上)为淋巴母细胞型、小无裂型和大细胞型。

3.免疫表型分析

对组织形态学加以补充,大部分免疫标志与相应分化阶段的正常淋巴细胞共有,但有克隆性表现或成熟组织出现幼稚细胞所具有的标志时,支持肿瘤的诊断。根据免疫表型将 NHL 分为 T 细胞性和 B 细胞性两个类型,70%以上的淋巴母细胞型 NHL 免疫表型为 T 细胞性,95%以上的小无裂型为 B 细胞性,大细胞型中以 T 细胞性多见,小部分为 B 细胞性。ki-l 抗原(CD30)对间变型大细胞淋巴瘤有诊断意义。

4.有条件时做细胞遗传学及分子生物学检查

肿瘤细胞有 t(8;14)、t(8;22),t(8;2)时支持 B 细胞性 NHL 诊断。从分子生物学水平看,如检测到免疫球蛋白或 T 细胞抗原受体基因重排可确定肿瘤为淋巴系统来源。真正组织细胞起源的类型十分少见,此时非特异性酯酶阳性,有时 T6 抗原阳性或出现其他的单核/组织细胞抗原,并可见吞噬细胞增多。

5.分期检查

NHL 完整的诊断应包括病理形态、免疫分型和分期,分期可指导临床治疗的强度。分期检查应包括骨髓涂片或活体标本检查、头颅及胸腹影像学检查(选择性 CT、MRI、B 超或 X 线平片)、脑脊液离心甩片找肿瘤细胞、全身骨扫描,通过这些检查确定肿瘤浸润范围并据此作出临床分期。

6.生化检查、血清学检查

不能提供诊断依据。NHL 时香草扁桃酸,高香草酸,甲胎蛋白,癌胚抗原水平正常。乳酸脱氢酶非特异性升高,并与肿瘤负荷成正比。血清可溶性(IL:白介素)IL-2 受体升高(传单及其他一些良性疾病亦可升高)、β_2-微球蛋白升高。小无裂型时可出现单克隆免疫球蛋白条带。有肝脏浸润时可有肝功能异常。这些指标均不能用作与其他疾病相鉴别的主要依据。高肿瘤负荷者治疗前就可以发生自发性肿瘤细胞溶解综合征,出现电解质紊乱,如高血钾、低血钙、高血磷、高尿酸血症,高尿素氮等。

(五)分期诊断

NHL 的诊断应包括分期,确定分期后才能使患者接受合理的治疗。国际上有几个分期系统较为常用,本文介绍 St.Jude 分期,这一分期系统源于 Ann Arbor 霍奇金淋巴瘤分期系统(表 7-6)。

(六)预后因素

就诊时肿瘤负荷与预后相关。有骨髓浸润及中枢神经系统浸润者、血乳酸脱氢酶高出正常值 2 倍以上、巨大肿块为高肿瘤负荷,预后相对差。近来由于化学治疗的不断改进,晚期高肿瘤负荷患儿预后已有明显改善。组织细胞学类型在特定的治疗方案中有预后差异,如小无裂型和淋巴母细胞型同样采用类似急性淋巴细胞白血病方案时,小无裂预后差。相反,同样采用 COMP 方案时淋巴母细胞型疗效差。最主要的预后因素是治疗是否得当,对不同类型、不同分期的患儿应采用不同的治疗方案。延迟缓解、耐药及复发的患儿预后差。

表 7-6　Jude 非霍奇金淋巴瘤分期系统

分期	定义
Ⅰ期	单个肿块(淋巴结外)或单个解剖区淋巴结受累,除外纵隔及腹部起源
Ⅱ期	横膈同一侧的病变,单个肿块(淋巴结外)伴有区域淋巴结浸润 A:≥2 个淋巴结区病变 B:2 个结外病变,伴或不伴局部淋巴结浸润胃肠道原发 G 通常为回盲部)伴或不伴系膜淋巴结浸润,基本完全切除
Ⅲ期	横膈两侧有病变 A:2 个单发性肿块(结外)B:≥2 个淋巴结区所有原发于胸腔的病变所有广泛的未完全切除的腹腔病变所有脊椎旁或硬膜外肿瘤
Ⅳ期	有中枢神经系统浸润或骨髓浸润

(七)治疗

根据不同分型及分期,采用不同治疗方案。规模性多中心协作治疗方案已逐步取得了药物组合、给药方式、剂量强度、治疗时间等经验,因此对儿童 NHL 应强调进入临床协作治疗方案,以得到最合理的治疗。治疗手段包括手术、放射治疗和化学治疗,各自的作用和重要性不同,应合理选用。

1.放射治疗

儿童 NHL 是一种全身性疾病,因此首先要明确对所有分期及组织学类型放射治疗不是其主要的治疗手段。对于局限性病变化学治疗效果优于放射治疗,化学治疗同时加用放射治疗在 NHL 中并不改善预后,头颅预防性放射治疗也可由鞘内注射化学治疗来替代,放射治疗有肯定的近期及远期毒副作用,因此对儿童 NHL 除中枢神经系统浸润、脊髓肿瘤压迫症、化学治疗后局部残留病灶、姑息性治疗等特殊情况外,不推荐放射治疗。

2.手术

在儿童 NHL 中,手术不像其他实体瘤中那样重要,单纯采用手术时长期无病生存率很低,手术主要用于下列情况:①除手术活体标本检查外,无其他方法(如腹水、骨髓、脑脊液、胸腔渗出液细胞学检查)可明确诊断并作免疫分型时考虑活体标本检查术,如肿块较小并为局限性病变,可将肿块完全切除。②急腹症:出现如肠套叠、肠梗阻、阑尾炎可疑、肠穿孔、严重的胃肠道出血等外科急腹症时。③二次活体标本检查:化学治疗 3～6 个疗程后有稳定残留病灶时,可考虑再次活体标本检查(手术),虽然手术本身不能改善预后,但为进一步治疗提供依据。在落后地区如无条件化学治疗,即使无急腹症,对于局限性疾病可采用手术治疗,但复发率很高。儿童 NHL 估计肿块不能完全切除时应仅做活体标本检查,不主张肿瘤部分或大部分切除术。

3.化学治疗

化学治疗是治愈儿童 NHL 主要手段,以多药联合化学治疗为原则,对不同分期、不同组织细胞学类型或免疫分型应采用不同的治疗方案。对 B 细胞型(小无裂型)应采用强烈、反复、短期治疗策略,延长治疗期并不改善预后,强调采用 1～2 个足量烷化剂与大剂量的抗代谢药物(MTX,Ara-C)联合应用。治疗期根据分期而定,一般为 3～6 个疗程。在 T 细胞型中(淋巴母细胞型)有采用类似急性淋巴细胞白血病方案的倾向。烷化剂的作用较小,化学治疗应持续18个月以上。大细胞型 NHL 对 B 细胞和 T 细胞方案均敏感,如采用 B 细胞方案可相应缩短疗程。除局限性疾病外(Ⅰ期),所有 NHL 必须做中枢神经浸润预防。化学治疗方案及其适应证,见表 7-7,表 7-8 供参考。

儿童 NHL 临床进展较快,应将之视作急诊,尽快完成各项检查明确诊断。如为巨大纵隔肿块伴有气道及上腔静脉压迫症状,无外周淋巴结肿大,细胞学检查(如骨髓及体液)也不能诊断时,可采取纵隔镜活体标本检查或胸骨旁切口活体标本检查。如此时有危及生命的现象,全身麻醉过于危险,影像学检查符合 NHL,为抢救生命可给予紧急化学治疗(包括激素)。儿童 NHL 对化学治疗十分敏感,12～24 小时后多数患者的压迫症状就可能得到控制,病情稍稳定后再行活体标本检查(24～48 小时后),这种情况下,由于受化学治疗影响组织细胞学判断可能出现困难。有胸膜腔积液或心包积液时可穿刺做细胞学诊断,并可引流改善症状。对肿瘤负荷较大的患儿,应先采用 3～7 天低强度化学治疗(引导化学治疗),常用药物为环磷酰胺 300～500 mg/m²、长春新碱 1.5 mg/m² 和糖皮质激素,同时给予水化 2 000～3 000 mL/m²、5%碳酸氢钠 5 mL/kg 碱化尿液、别嘌呤醇 10 mg/kg 抑制过多的尿酸形成,维持水、电解质、酸碱平衡,避免肿瘤细胞溶解过快造成的肿瘤细胞溶解综合征。刚开始治疗时,输入液体多,可致原有的胸腹水增多,必要时可留置引流。

4.干细胞移植(骨髓移植)

因儿童 NHL 对化学治疗十分敏感,经合理的化学治疗可使 5 年无病生存率达 60%～80%,因此不主张对化学治疗敏感者在首次缓解后进行干细胞移植。未证实对有骨髓浸润的患者作自身干细胞移植的有效性,骨髓净化问题尚未解决,异体移植风险较大,但可能优于自体移植。

表 7-7 Ⅰ～Ⅱ期 T 细胞性 NHL(或形态学为淋巴母细胞型)化学治疗方案

化学治疗方案	药物	剂量	用药安排
CHOP(第 1,2,3,4,7,10 个疗程) 3 周为 1 个疗程	环磷酰胺	1.0 g/(m² · 2 小时)	第 1 天,静脉注射
	长春新碱	1.5 mg/m²	第 1 天(≤2 mg),静脉注射
	多柔比星	25 mg/(m² · 2 小时)	第 1 天、第 2 天,静脉注射
	泼尼松	100 mg/m²	第 1～5 天,分 3 次,口服
COMP(第 5,6,8,9,11,12 个疗程)3 周为 1 个疗程 鞘内注射	环磷酰胺	750 mg/m²	第 1 天,静脉注射
	长春新碱	1.4 mg/m²	第 1 天、第 7 天、第 15 天(≤2 mg),静脉注射
	甲氨蝶呤	400 mg/m²	50% 静脉注射,50% 静脉滴注 4 小时,第 15 天,同时水化、碱化
	泼尼松	60 mg/m²	第 1～5 天,分 3 次,口服
	甲氨蝶呤	12.5 mg/m²	第 8 天、第 15 天、第 22 天
	阿糖胞苷	30 mg/m²	第 1 天、第 8 天、第 15 天、第 22 天
	地塞米松	12.5 mg/m²	第 1 天、第 8 天、第 15 天、第 22 天以后每 3 个月 1 次至停药

表 7-8 Ⅲ～Ⅳ期 T 细胞性 NHL(或形态学为淋巴母细胞型)化学治疗方案(总治疗期约 28 个月)

化学治疗方案	药物	剂量	用药安排
诱导治疗:PVA＋L-ASP	泼尼松	45 mg/(m² · d)	第 1～28 天,减量 7 天,口服
	长春新碱	1.5 mg/m²	第 1 天、第 8 天、第 15 天、第 21 天,静脉注射
	多柔比星	30 mg/(m² · 2 小时)	第 1 天、第 8 天、第 15 天,静脉注射
	门冬酰胺酶	每次 6 000～8 000 μ/m²	第 1 天、第 3 天、第 5 天、第 7 天、第 9 天、第 11 天、第 13 天、第 15 天、第 17 天、第 19 天
	甲氨蝶呤	12.5 mg/m²	第 8 天、第 15 天、第 22 天,鞘内注射
	阿糖胞苷	30 mg/m²	第 1 天、第 8 天、第 15 天、第 22 天,鞘内注射
	地塞米松	2～5 mg	第 1 天、第 8 天、第 15 天、第 22 天,鞘内注射
脑膜预防:大剂量 Ara-C 2 周 1 次共 3 次	阿糖胞苷	1.5～2.0 g/(m² · 2 小时)	第 1～2 天,12 小时 1 次,静脉注射
	环磷酰胺	750 mg/(m² · 1～2 小时)	第 1 天,静脉注射
	6-硫基嘌呤	75 mg/m²	第 1～7 天,口服

续表

化学治疗方案	药物	剂量	用药安排
巩固治疗:CAT	环磷酰胺	1.0 g/(m² · 1~2 小时)	静脉注射
	6-硫基嘌呤	75 mg/m²	第 1~7 天,睡前空腹口服
	阿糖胞苷	每次 75 mg/m²	第 1~7 天,皮下注射 12 小时 1 次
早期强化 1:PVA+ L-ASP	同诱导, 但多柔比星改为 2 次		
早期强化 2:VP-16+ Ara-C	阿糖胞苷	300 mg/(m² · 2 小时)	第 1 天、第 4 天、第 7 天,静脉注射
	VP-16	200 mg/(m² · 4 小时)	第 1 天、第 4 天、第 7 天,静脉注射
强化治疗:PVA+L-Asp (第 10、22 个月)	同早期强化 1,但多柔 比星改为 1 次		
强化治疗:VP-16+Aa-C (第 16、28 个月)	同早期强化 2		
CHOP(第 7 个月,第 13 个月,第 19 个月)	环磷酰胺	1.0 g/(m² · 2 小时)	第 1 天,静脉注射
	长春新碱	1.5 mg/m²	第 1 天(≤2 mg,静脉注射
	多柔比星	20 mg/(m² · 2 小时)	第 1 天、第 2 天,静脉注射
	泼尼松	100 mg/m²	第 1~5 天,分 3 次,口服
HDMTX(第 6,9,12,15,18,21,24 个月)	甲氨蝶呤	3.0 g/(m² · 12 小时)	第 1 天,静脉注射
	四氢叶酸钙	15 mg/m²	甲氨蝶呤开始后第 24 小时起,每 6 小时 1 次,6~8 次
	6-巯基嘌呤	75 mg/(m² · d)	第 1~7 天,睡前空腹口服
维持治疗(以上各疗程间 插入应用)	甲氨蝶呤	每次 15~30 mg/m²	第 1 天、第 8 天、第 15 天,口服或肌内注射
	6-巯基嘌呤	75 mg/(m² · d)	第 1~21 天,睡前空腹口服
	泼尼松	45 mg/(m² · d)	第 22~28 天,口服
	长春新碱	1.5 mg/m²	第 22 天,静脉注射

5.儿童 NHL 治疗方案(供参考)

(1)T 细胞型 NHL(或形态学为淋巴细胞型)化学治疗方案。

（2）B细胞型（或形态学为Burkitt's型）非霍奇金淋巴瘤治疗方案。

患者分组。①A组：Ⅰ期，腹腔Ⅱ期（腹腔肿块完全切除者）。②B组：除腹腔病变完全切除以外的Ⅱ期，Ⅲ期，Ⅳ期。

治疗计划。①A组：A，B，A，B，COMP 2个疗程停药。A，B，2个疗程后未获缓解或缓解后复发可退出本方案。②B组：A，B，A，B，A，B，COMP 2个疗程后停药。各疗程药物用法，见表7-9。

表7-9　B细胞型NHL治疗方案中各疗程药物剂量及给药安排

疗程 A				疗程 B			
药名	剂量	用法	天数	药名	剂量	用法	天数
环磷酰胺	$800 \, mg/m^2$	静脉滴注	第1天	异环磷酰胺	$1\,200 \, mg/m^2$	静脉滴注	第1~5天
	$200 \, mg/m^2$	静脉滴注	第2~4天	美安	$300 \, mg/m^2$	静脉推注	第1~5天
长春新碱	$1.5 \, mg/m^2$	静脉推注	第1天、第8天、第15天	VP-16	$60 \, mg/m^2$	静脉滴注	第1~5天
多柔比星	$20 \, mg/m^2$	静脉滴注	第1天、第2天	甲氨蝶呤	$15 \, mg/m^2$	静脉推注	第1~3天
阿糖胞苷	$500 \, mg/m^2$	静脉滴注	第1天每12小时2次	长春新碱	$1.5 \, mg/m^2$	静脉推注	第8天
甲氨蝶呤	$12.5 \, mg/m^2$	鞘内注射	每周1次×8次				
阿糖胞苷	$30 \, mg/m^2$	鞘内注射	每周1次×8次				
地塞米松	5 mg	鞘内注射	每周1次×8次				

疗程 COMP			
药名	剂量	用法	天数
环磷酰胺	$750 \, mg/m^2$	静脉滴注	第1天
长春新碱	$1.4 \, mg/m^2$	静脉推注	第1天、第8天、第15天
甲氨蝶呤[2]	$300 \, mg/m^2$	静脉滴注	第15天
泼尼松	$60 \, mg/m^2$	口服	第1~5天，分次

第2次重复该疗程时剂量为 $1\,000 \, mg/m^2$，第3次重复该疗程时剂量为 $1\,500 \, mg/m^2$。甲氨蝶呤每次总量的60%静脉推注，40%静脉滴注4小时。美安每天用3次，于异环磷酰胺开始起每3小时1次。第3个CHOP起多柔比星用1次，长春新碱最大不超过每次2mg。鞘内注射：三联同时给药，A组每周1次共6次。B组每周1次共8次后每3个月1次至停药各疗程包括休疗期为21~28天。

参考文献

[1] 赵静.现代儿科疾病治疗与预防[M].开封:河南大学出版社,2020.

[2] 郝德华.儿科常见病诊疗[M].长春:吉林科学技术出版社,2019.

[3] 刘峰.现代儿科疾病诊疗学[M].长春:吉林科学技术出版社,2019.

[4] 万忆春.实用儿科疾病诊疗精要[M].长春:吉林科学技术出版社,2019.

[5] 戚晓红.实用儿科疾病诊治[M].上海:上海交通大学出版社,2020.

[6] 段凤焕.儿科诊疗精粹[M].北京:金盾出版社,2019.

[7] 许铖.现代临床儿科疾病诊疗学[M].天津:天津科学技术出版社,2020.

[8] 宫化芬.现代儿科诊疗实践[M].长春:吉林科学技术出版社,2019.

[9] 王亚林.儿科疾病诊治新进展[M].天津:天津科学技术出版社,2020.

[10] 鲁曼.新编儿科诊疗精要[M].长春:吉林大学出版社,2019.

[11] 郑强.实用临床儿科诊疗实践[M].长春:吉林科学技术出版社,2019.

[12] 王显鹤.现代儿科疾病诊治与急症急救[M].北京:中国纺织出版社,2020.

[13] 李代强.儿科护理[M].北京:人民卫生出版社,2019.

[14] 王文学.实用临床儿科护理[M].长春:吉林科学技术出版社,2019.

[15] 李靖婕.儿科疾病诊疗与康复[M].长春:吉林大学出版社,2019.

[16] 赵明一.临床儿科疾病综合诊治与护理[M].天津:天津科学技术出版社,2020.

[17] 黄春华.儿科疾病诊疗与救护[M].长春:吉林大学出版社,2019.

[18] 李延君.临床儿科护理新思维[M].天津:天津科学技术出版社,2019.

[19] 梁丽萍.现代儿科护理实践[M].郑州:郑州大学出版社,2019.

[20] 张阳.实用儿童常见病诊疗学[M].长春:吉林科学技术出版社,2020.

[21] 兰萌,王凤荣.儿科护理[M].北京:中国协和医科大学出版社,2019.

［22］凌春雨.儿科疾病应用与进展［M］.天津:天津科学技术出版社,2020.

［23］闫军.实用儿科常见疾病诊疗实践［M］.长春:吉林科学技术出版社,2019.

［24］王建兵.当代临床儿科诊疗学［M］.长春:吉林科学技术出版社,2019.

［25］郭传娟.儿科护理［M］.北京:科学出版社,2019.

［26］董玉珍.常见儿科疾病治疗精粹［M］.哈尔滨:黑龙江科学技术出版社,2020.

［27］吕纯纯.儿科疾病临床护理［M］.长春:吉林科学技术出版社,2019.

［28］郭树贞.儿科学诊断与治疗要点［M］.天津:天津科学技术出版社,2020.

［29］李红卫.实用儿科诊疗与保健 第 2 版［M］.长春:吉林科学技术出版
社,2019.

［30］李斌.儿科疾病临床诊疗实践［M］.开封:河南大学出版社,2020.

［31］姜之炎,赵霞.中医儿科学第 2 版［M］.上海:上海科学技术出版社,2020.

［32］刘春峰,吴捷,魏克伦.儿科诊疗手册［M］.北京:科学出版社,2019.

［33］王鹏.现代儿科常见病与多发病［M］.哈尔滨:黑龙江科学技术出版社,2020.

［34］孙荣荣.临床儿科诊疗进展［M］.青岛:中国海洋大学出版社,2019.

［35］徐明.儿科疾病基础与临床诊疗学［M］.天津:天津科学技术出版社,2020.

［36］黄瑛.儿科疾病诊治的新发展［J］.上海医学,2017,40(5):257-259.

［37］阚惠娟,刘俊,薛雪.儿科临床路径实施探讨［J］.世界最新医学信息文摘,
2019,19(86):131-132.

［38］黄俊何,岳家奎,甘晓雯,等.解析儿科细菌性肺炎抗菌药物的使用［J］.海峡
药学,2019,31(8):246-248.

［39］郝晓瑞.儿科呼吸系统疾病患者使用雾化吸入疗法的治疗效果［J］.世界最
新医学信息文摘,2020,20(48):62-63.

［40］刘科贝.高热惊厥小儿的临床特征及预后分析［J］.实用临床医药杂志,
2019,23(16):16-19.